Collana
Aspetti psico-sociali della sclerosi multipla

Curatori

Maria Pia Amato
Sandro Sorbi

Springer
Milano
Berlin
Heidelberg
New York
Hong Kong
London
Paris
Tokyo

M.P. Amato • V. Zipoli

Disturbi psichiatrici

Volume 3

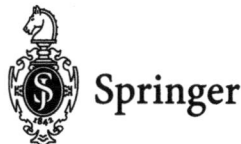 Springer

M.P. Amato
Clinica Neurologica I
Università degli Studi
Firenze

V. Zipoli
Clinica Neurologica I
Università degli Studi
Firenze

Si ringrazia SCHERING S.p. A. per avere contribuito alla realizzazione di questo volume

Springer-Verlag fa parte di Springer Science+Business Media

springer.it

© Springer-Verlag Italia, Milano 2004

ISBN 88-470-0242-7

Quest'opera è protetta dalla legge sul diritto d'autore. Tutti i diritti, in particolare quelli relativi alla traduzione, alla ristampa, all'utilizzo di illustrazioni e tabelle, alla citazione orale, alla trasmissione radiofonica o televisiva, alla registrazione su microfilm o in database, o alla riproduzione in qualsiasi altra forma (stampata o elettronica) rimangono riservati anche nel caso di utilizzo parziale. La riproduzione di quest'opera, anche se parziale, è ammessa solo ed esclusivamente nei limiti stabiliti dalla legge sul diritto d'autore, ed è soggetta all'autorizzazione dell'editore. La violazione delle norme comporta le sanzioni previste dalla legge.

L'utilizzo in questa pubblicazione di denominazioni generiche, nomi commerciali, marchi registrati, ecc. anche se non specificatamente identificati, non implica che tali denominazioni o marchi non siano protetti dalle relative leggi e regolamenti.
Responsabilità legale per i prodotti: l'editore non può garantire l'esattezza delle indicazioni sui dosaggi e l'impiego dei prodotti menzionati nella presente opera. Il lettore dovrà di volta in volta verificarne l'esattezza consultando la bibliografia di pertinenza.

Progetto copertina: Simona Colombo, Milano
Impaginazione: Graphostudio, Milano
Stampato in Italia: Grafiche Erredue, Cirimido (Como)

SPIN: 10969618

Prefazione

Per primo Charcot, nella storica descrizione della sclerosi multipla (SM) che risale al 1877, aveva identificato la presenza di disturbi cognitivi e psichiatrici come aspetti particolarmente frequenti nel corteo sintomatologico della malattia; alcuni decenni dopo, Cottrel e Wilson arrivavano ad affermare che in una casistica non selezionata di pazienti con sclerosi multipla i disturbi che più spesso e meglio caratterizzano il quadro clinico non appartengono alla sfera più propriamente neurologica, ma piuttosto a quella affettiva, mentale e viscerale. Negli anni successivi, numerosi studi sono stati condotti per chiarire la prevalenza e le caratteristiche cliniche della comorbidità psichiatrica in corso di sclerosi multipla. Alle prime descrizioni, che insistevano sulle alterazioni in senso euforico del tono dell'umore, si è sostituita la moderna nozione della depressione come disturbo timico prevalente in questi pazienti, con una frequenza significativamente maggiore sia di disturbi depressivi che di suicidio nei pazienti con SM rispetto alla popolazione generale. Anche altri disordini psicopatologici, come il disturbo bipolare e le psicosi, sono stati oggetto di indagini specifiche. Nel campo della patogenesi inoltre, a partire dagli anni '80, la diffusione delle moderne tecniche di "neuroimaging" ha offerto l'opportunità di indagare le possibili correlazioni tra il danno organico in aree cerebrali critiche per il controllo dell'affettività e l'espressione clinica dei disturbi psichiatrici in questi pazienti. Questo libro, frutto della collaborazione tra neurologi e psichiatri coinvolti nella gestione clinica delle diverse problematiche legate alla SM, offre una revisione aggiornata dello stato dell'arte sulla comorbidità psichiatrica in questa malattia, attraverso una disamina dei principali studi volti a chiarire la prevalenza, le caratteristiche cliniche e le possibili ipotesi patogenetiche dei disturbi psichiatrici osservati nei pazienti affetti da SM. Esso può fornire pertanto al clinico impegnato nella gestione dei malati un ausilio per il riconoscimento dei disturbi psichiatrici ed il loro tempestivo trattamento, attraverso cui è possibile migliorare significativamente l'adattamento alla malattia, l'accettazione e l'adesione ai trattamenti cronici e, nel complesso, la qualità di vita del paziente.

M.P. Amato
Responsabile Settore Sclerosi Multipla
Clinica Neurologica I
Università di Firenze

S. Sorbi
Direttore
Clinica Neurologica I
Università di Firenze

Indice

1 Comorbidità psichiatrica in corso di sclerosi multipla: inquadramento generale
C. Bonanno, L. Murciano, C. Ravaldi, V. Ricca 1

2 Depressione
V. Zipoli, M.P. Amato 21

3 Disturbi bipolari
E. Portaccio, V. Zipoli, M.P. Amato 37

4 Psicosi
V. Zipoli, M.P. Amato 45

5 Riso e pianto spastico
M.P. Amato, V. Zipoli 51

6 Disturbi somatoformi
V. Zipoli, M.P. Amato 61

7 Strategie di coping
V. Zipoli, B. Goretti, G. Siracusa 69

8 Trattamenti psichiatrici in corso di sclerosi multipla
C. Ravaldi, A. Vannacci, L. Murciano, V. Ricca 81

Indice analitico 93

Elenco degli autori

M.P. Amato
Clinica Neurologica I,
Università degli Studi, Firenze

C. Bonanno
U.O. di Psichiatria,
AUSL 8, Arezzo

B. Goretti
Clinica Neurologica I,
Università degli Studi, Firenze

L. Murciano
U.O. di Psichiatria,
Dipartimento di Scienze Neurologiche
e Psichiatriche,
Università degli Studi, Firenze

E. Portaccio
Clinica Neurologica I,
Università degli Studi, Firenze

C. Ravaldi
U.O. di Psichiatria,
Dipartimento di Scienze Neurologiche
e Psichiatriche,
Università degli Studi, Firenze

V. Ricca
U.O. di Psichiatria,
Dipartimento di Scienze Neurologiche
e Psichiatriche,
Università degli Studi, Firenze

G. Siracusa
Clinica Neurologica I,
Università degli Studi, Firenze

A. Vannacci
Dipartimento di Farmacologia
Preclinica e Clinica,
Firenze

V. Zipoli
Clinica Neurologica I,
Università degli Studi, Firenze

1 Comorbidità psichiatrica in corso di sclerosi multipla: inquadramento generale

C. Bonanno, L. Murciano, C. Ravaldi, V. Ricca

Le prime osservazioni circa la presenza dei sintomi psichiatrici in corso di sclerosi multipla (SM) sono presenti già nei lavori di Charcot [1] che, nel 1877, aveva evidenziato disturbi della sfera cognitiva ed emotiva nei pazienti con SM: *"...C'è un affievolimento marcato della memoria, i nessi associativi sono rallentati, le facoltà intellettuali e affettive offuscate nel loro insieme. Ciò che sembra dominare questi pazienti è una sorta di indifferenza quasi stupida nei riguardi di tutte le cose. Non è raro vederli sia ridere stupidamente senza alcun motivo, sia al contrario sciogliersi in lacrime senza alcuna ragione..."*.

In seguito, è stato più volte sottolineato come la sintomatologia affettiva debba essere considerata facente parte del corteo sintomatologico della SM; ad esempio Cottrel e Wilson [2] affermano che nessun sintomo della serie neurologica come il nistagmo, il tremore, le parestesie, la spasticità, l'amaurosi, costituisse il sintomo cardine, poiché il quadro clinico poteva essere caratterizzato da sintomi viscerali o psichici, come i cambiamenti dell'umore, dei sentimenti, dell'espressione emotiva e del controllo. I pazienti con SM mostrano, rispetto ad un campione di controllo, anche una maggiore prevalenza (42% vs 17%) di disturbi affettivi, tra cui la depressione maggiore, precedenti l'esordio della malattia [3-5]. Alcuni autori [4, 6-8] hanno suggerito che i sintomi depressivi possano rappresentare un segno precoce di demielinizzazione, seguiti da una compromissione cognitiva, in particolare a livello della memoria visuospaziale a breve termine [9].

Anche una sintomatologia simil schizofrenica può costituire il quadro iniziale della SM [7], così come è riportato un caso di SM e sintomatologia psicotica esordito con catatonia [10]; sono inoltre stati segnalati quadri clinici caratterizzati da psicosi cronica, in cui era assente la sintomatologia neurologica tipica della SM [11].

Disturbi psichiatrici in corso di SM

I disturbi psichiatrici descritti in corso di SM sono numerosi e comprendono: la depressione [4, 8, 11], i disturbi bipolari, in specie a cicli rapidi [12-14], le psicosi paranoidi [15-17] e altri disturbi della serie schizofrenica [7,18], nonché sintomi d'ansia, di conversione somatica, disturbi della coscienza [19] e anche cambiamenti di personalità e reazioni istrioniche [20-22]. Inoltre studi recenti [23] hanno evidenziato nella quasi totalità dei pazienti con SM (95%) la presenza di sintomi psichiatrici che interessano prevalentemente l'area dell'affettività, della psicomotricità e dell'ansia e che non configurano un disturbo d'asse I: sintomi depressivi (79%), agitazione (49%), ansia (39%), irritabilità (35%), apatia (20%), euforia (13%), disinibizione (13%), allucinazioni (10%), condotte motorie aberranti (9%), deliri (7%). In un recente studio [24] viene evidenziata, accanto alla presenza di depressione maggiore (17%) il riscontro di riso e pianto spastico (8%), e sintomi di discontrollo emotivo (48%) o psicopatologici sottosoglia (27%) che non soddisfano i criteri per una diagnosi psichiatrica. Nel complesso, nei pazienti con SM è molto più frequente riscontrare depressione e discontrollo emotivo piuttosto che un umore stabile.

Prevalenza

Le percentuali di prevalenza dei disturbi psichici riportate dai vari Autori, specie nel periodo 1920-1970, sono estremamente differenziate e a causa non solo di variabili metodologiche legate alle differenti classificazioni dei disturbi psichici nelle varie epoche e nei vari Paesi, alla numerosità del campione, al gruppo di controllo o ancora agli strumenti diagnostici utilizzati, ma anche a causa di molteplici fattori legati al disturbo, quali il tipico andamento a poussées del quadro neurologico, le difficoltà diagnostiche legate al polimorfismo sintomatico, l'interferenza dovuta alle terapie concomitanti.

In ogni caso sembra che i pazienti con SM presentino più disturbi depressivi rispetto alla popolazione generale [25], ai soggetti di controllo sani [20], ai pazienti con altre malattie mediche [25], neurologiche [4] e con disturbi disabilitanti ad interessamento midollare [26, 27], quali la sclerosi laterale amiotrofica [28]. Inoltre nei pazienti nei quali la malattia neurologica si localizza principalmente nelle zone corticali, si osserva un'incidenza più elevata di depressione rispetto ai pazienti che presentano principalmente lesioni del midollo spinale [27, 29].

La prevalenza della depressione nel corso della vita dei pazienti con SM risulta compresa tra il 27 e il 54% [30]. Le frequenza della depressione maggiore moderata-grave oscillerebbe dal 10 al 18.9%, mentre le forme lievi sarebbero presenti nel 16,6-22% dei casi [21, 31, 32]. In un altro studio, solo il 37% dei soggetti con sclerosi multipla non mostrava evidenze di disturbi affettivi, dei restanti il 40% soddisfaceva la diagnosi di depressione maggiore, mentre il 22% presentava un disturbo dell'adattamento con umore depresso [3].

Utilizzando scale di valutazione per la rilevazione dei sintomi depressivi quali l'HAM-D o la Beck Depression Inventory, emergono dati contrastanti: per alcuni autori [33] i punteggi medi rilevati nei pazienti con sclerosi multipla sarebbero compatibili con un grado lieve di depressione, per altri sarebbero indicativi di assenza di patologia [32]; la percentuale di soggetti che presentavano punteggi indicativi di un disturbo depressivo oscillava nei diversi studi tra il 30 e il 50% e tra questi il 60- 80% mostrava segni di depressione minima o lieve e il 20-40% valori compatibili con un disturbo depressivo moderato-severo [33].

Alcuni studi sottolineano la presenza, in corso di SM, di numerose reazioni euforiche [2, 34-37], ma non c'è nessuna concordanza circa la prevalenza di questo disturbo il cui range oscilla tra 0 e 63%. Questa discrepanza potrebbe dipendere dalla variabilità biologica della SM, dalle differenze tra i campioni riguardo alla durata, dalla gravità della malattia, dagli strumenti di valutazione usati per la diagnosi di euforia, dal tipo di decorso e dalla terapia in atto. Le frequenze più elevate sono state riportate dagli studi condotti su pazienti in stadi avanzati di malattia.

La prevalenza del riso e pianto spastico non è nota, ma già nel 1926 Cottrel e Wilson [2] riscontrarono che il 95% dei loro pazienti avevano qualche difetto nel controllo dell'emotività; per alcuni autori espressioni emotive esagerate sono state riscontrate solo nel 7-10% dei pazienti [21, 38], mentre per altri, sin dall'inizio della malattia il 22% dei pazienti tendeva a ridere e il 29% a piangere più facilmente [39]. Nella maggior parte dei casi riportati i disturbi dell'umore e i sintomi neurologici si presentano indipendentemente. Vari autori [7, 12, 13, 40, 41] hanno documentato la presenza di sintomi maniacali in corso di SM.

Nello studio di Hutchinson e coll. [42] viene riportata nei pazienti con SM una frequenza dei disturbi affettivi bipolari insorti precedentemente l'inizio dei sintomi neurologici più alta di quella attesa. Dai dati provenienti dalla letteratura [8, 43] sembra che il disturbo bipolare sia più frequentemente presente tra i pazienti con SM di quanto non lo sia tra i soggetti normali senza una storia familiare di disturbo bipolare (13% vs 1%), con una comorbilità circa doppia rispetto ai valori di associazione casuale, calcolati sulla rispettiva prevalenza delle due patologie [14]. Secondo alcuni autori [14] nel 50% dei pazienti l'esordio del disturbo bipolare avverrebbe entro tre anni dall'inizio della sintomatologia neurologica e nell'altra metà dei casi dopo otto anni.

Una sintomatologia psicotica all'esordio o nel decorso della SM è un'evenienza poco frequente, soprattutto se si escludono le situazioni indotte dalla terapia cortisonica; mentre è spesso presente nelle forme a decorso rapido e progressivo e nelle fasi acute. La frequenza di questo tipo di psicopatologia è di difficile stima: è probabile che si collochi intorno al 5% [44].

Gli studi effettuati con scale di eterovalutazione per la rilevazione dell'ansia [32, 33] concordano nel rilevare nei pazienti con sclerosi multipla livelli medi di ansia da lieve a moderata. Alcuni autori si spingono ad evidenziare livelli di ansia patologici [33] nella totalità dei pazienti, per altri [45] invece, "solo" il 25% dei pazienti presenterebbe livelli di ansia clinicamente significativa; in ogni caso la frequenza sarebbe tre volte maggiore rispetto a quella attesa. Inoltre i disturbi d'ansia [45, 46], appaiono più frequenti nelle femmine, indicando un maggior controllo dell'ansia da parte dei maschi e una maggiore facilità ad esternare il disagio da parte delle femmine.

Presentazione clinica

I disturbi della sfera affettiva incontrati nella SM possono essere suddivisi in due categorie: da una parte le turbe emozionali che si possono definire elementari come l'euforia o l'instabilità emotiva, dall'altra veri e propri disturbi quali gli episodi depressivi [47].

Charcot [1] individuò tre espressioni sintomatologiche prevalenti del disturbo psichiatrico in corso di SM: la depressione mentale simile alle forme classiche, la stupida indifferenza e il riso sciocco senza cause, che sono state confermate dalle ricerche successive. L'orientamento attuale individua non solo semplici condizioni di comorbidità con il disturbo neurologico, che si manifestano come un disturbo affettivo indipendente in soggetti con una familiarità positiva per disturbi psichici e con episodi affettivi precedenti l'esordio della malattia neurologica, ma anche disturbi dell'umore attribuibili ad una diretta influenza delle lesioni sui meccanismi patofisiologici che sottendono l'umore e l'affettività in pazienti che fino all'esordio della malattia non hanno presentato disturbi d'interesse psichiatrico. Viene descritta anche una forma depressiva di lieve entità, che compare entro tre mesi dall'evento e che risponde al concetto tradizionale di "depressione reattiva", configurandosi come una modalità adattiva al disagio ed alla disabilità legati alla malattia. La diagnosi di depressione nella SM è spesso complicata dalla concomitanza di labilità emotiva, euforia e deficit cognitivi. Questi pazienti sono collerici, irritabili, preoccupati e scoraggiati piuttosto che autocritici, inibiti e disinteressati. I sintomi della depressione nei pazienti con SM tendono ad essere moderatamente più gravi [4, 8, 25] ed i sintomi più tipici sono l'ansia, l'irritabilità, e la demoralizzazione [25]. In uno studio in cui sono state confrontate le risposte ad un'intervista semistrutturata da parte dei pazienti con SM e di un gruppo di controllo affetto da distrofia muscolare, emergeva che il 40% di pazienti con SM manifestavano aumento di irritabilità o apatia, durante il decorso della malattia [21]. Un sintomo estremamente frequente anche in assenza di depressione clinicamente definita è la disforia [33]. Per alcuni autori [45] la depressione e l'ansia si presentano più spesso associate che da sole. Tale profilo sintomatologico appare assai poco specifico e frequente in molti quadri depressivi correlati a disturbi neurologici od organici.

Nel caso della somatizzazione, è difficile distinguere fra i sintomi fisici della SM e i sintomi collegati all'ideazione ansiosa. I pazienti con anamnesi positiva per depressione sembra riportino un numero iniziale di sintomi maggiore rispetto ai pazienti senza storia di depressione [3]. Per alcuni autori i livelli di depressione e di somatizzazione nei pazienti con SM sarebbero più alti rispetto al gruppo di controllo, mentre i livelli di ansia sarebbero normali [48]. L'astenia è un sintomo ampiamente rappresentato nei pazienti con sclerosi multipla (e sembrerebbe correlare con il grado di depressione e di disabilità) e con un decorso progressivo piuttosto che recidivante - remittente [49].

Il termine *euforia* è stato usato per indicare una forma di disturbo della sfera emotiva presente nella SM che è da considerare un sintomo patognomonico di questa malattia. L'euforia dovrebbe essere distinta dall'ipomania e dalla mania e dal pianto e riso spastico. La definizione più adeguata di questo disturbo è quella fornita da Cottrel e Wilson [2] che l'hanno definita "*uno stato mentale di allegria, felicità, tranquillità, in cui i pazienti appaiono sereni e di buon umore, riferiscono di sentirsi in forma e in buona salute, di avere la prospettiva di una guarigione definitiva ed esibiscono un ottimismo fuori luogo ed incongruo rispetto al futuro*". L'euforia non è uno stato emotivo fluttuante o uno stato dell'umore reversibile, ma piuttosto un cambiamento permanente della personalità. Il comportamento dei pazienti è sorprendente poiché appare mutato rispetto a quello precedente la malattia e per la dissociazione fra cognitività ed emotività: il paziente può essere pienamente cosciente della sua disabilità, ma non può spiegare le sue risposte emotive. Alcuni autori hanno ipotizzato che i reali sentimenti dei pazienti euforici possano differire da quelli che essi lasciano trasparire; in realtà una grave infelicità e depressione potrebbe sfuggire se non adeguatamente indagata.

Il *riso e pianto spastico* è una condizione, come l'euforia, basata su una lesione neurologica. Essa non esprime lo stato emotivo dei pazienti, ma è una sindrome da disregolazione emotiva dovuta ad una disconnessione tra i centri neuronali deputati a percepire le emozioni e quelli deputati a dimostrarle. Si può ritrovare associata con l'euforia come trovarsi anche in pazienti non euforici. Talvolta congiuntamente alle manifestazioni neurologiche si presenta una sintomatologia di tipo schizofrenico, in assenza di familiarità positiva per schizofrenia. I sintomi più comuni sono rappresentati essenzialmente da sentimenti di estraneità e di depersonalizzazione, bizzarrie comportamentali, alterazione del giudizio di realtà e una sintomatologia delirante costituita, per lo più, da idee di grandezza e di potenza. Non raramente sono presenti fenomeni allucinatori, in specie di tipo visivo.

I deficit cognitivi sono tra le cause maggiori di disabilità nei pazienti con SM e spesso si riscontrano in associazione all'astenia e alla depressione; a differenza dei sintomi neurologici non vanno incontro a remissione spontanea e sembrano principalmente coinvolte la memoria, l'apprendimento, l'attenzione e l'elaborazione dell'informazione [50].

Suicidio

Alcuni studi indicano che il tasso di suicidio è significativamente più alto fra gli individui con SM rispetto alla popolazione generale ed a quella affetta da una malattia internistica cronica [51]. La SM sarebbe tra i disturbi neurologici a più elevato rischio suicidiario, insieme all'epilessia e alle lesioni del midollo spinale [52]. Sembra però che la percentuale sia superiore ai tassi di suicidio nazionale arrivando ad una differenza di quasi 34 volte [53, 54]. Il rischio suicidiario è correlato con la depressione, il sentimento di disperazione e di inguaribilità e con l'isolamento sociale. Nei pazienti neurologici sembra inoltre associato alla compromissione cognitiva, a recenti perdite, ed a condotte di abuso [51, 55].

Nel sesso maschile [53], al contrario del sesso femminile in cui le caratteristiche appaiono meno distinte, si osserva la tendenza a commettere il suicidio nell'intervallo di età tra i 40 e i 49 anni, l'uso di un mezzo suicidario violento, una precedente condotta suicidaria, la presenza di disturbi mentali in anamnesi, un recente peggioramento della malattia neurologica e una moderata disabilità

Disturbi di personalità in corso di sclerosi multipla

I primi dati significativi sui disturbi di personalità risalgono agli anni '50 con gli studi di Grinker e coll. [56] e Alexander [57], per i quali la personalità dei pazienti con SM è caratterizzata da dipendenza, immaturità, calma apparente che spesso sfuma in gioiosità e talvolta maschera una profonda tensione emotiva. Altri autori invece [37] negavano la presenza di una personalità specifica nella SM. Analizzando la distribuzione delle dimensioni di Cloninger nei pazienti con sclerosi multipla sono stati riscontrati elevati livelli di *evitamento del danno*, bassi livelli di *dipendenza dalla ricompensa* e minori livelli di *persistenza* rispetto ai pazienti con sindrome da fatica cronica [58]. I pazienti con sclerosi multipla presenterebbero elevati livelli di nevroticismo, ridotti livelli di empatia, gentilezza, e coscienziosità, e un'ampia discrepanza fra i dati riportati da loro e dai familiari, dato che potrebbe correlare con una sindrome del lobo frontale [59].

I disturbi di personalità, che avrebbero un'incidenza del 40%, potrebbero derivare da un tratto di personalità antecedente che viene in seguito slatentizzato [60] per cui, benché non vi sia una personalità premorbosa specifica, vi sarebbero però, strutture di personalità che evolvono in disturbi favoriti nell'espressione dalle caratteristiche specifiche della malattia, oppure [61] la personalità potrebbe influenzare il modo con cui i pazienti affronteranno i disagi derivanti dalla malattia. Nei pazienti con SM sarebbero presenti alcune strategie di coping peculiari: la gentilezza ad esempio sarebbe una strategia di evitamento, mentre l'estroversione e l'apertura alle esperienze non correlerebbero con la capacità di affrontare i problemi. Un elevato utilizzo dell'evitamento e uno scarso utilizzo di strategie attive condurrebbe ad un maggior rischio di depressione [62]. I disturbi più rappresentati nel sesso femminile sarebbero il Disturbo Passivo-Aggressivo, il Dipendente, il Borderline e l'Istrionico; nei maschi il Disturbo Ossessivo-Compulsivo [46].

Sebbene alcuni studi [63] mostrino che solo una minoranza dei pazienti con reazione da conversione isterica esibisce personalità istrionica, è probabile che i sintomi fisici vengano ritenuti su base isterica se il paziente mostra caratteristiche istrioniche [64]. Tuttavia bisogna considerare che talora il comportamento istrionico è una conseguenza o una reazione del paziente alla malattia organica, e che l'isteria da conversione può manifestarsi in presenza di malattia cerebrale organica [22, 65], per cui il comportamento istrionico potrebbe, almeno parzialmente, avere una patogenesi organica [66].

Ipotesi eziopatogenetiche

Cause genetiche, immunitarie ed endocrine

Nel 1987 Schiffer [67] introduce il concetto di "spettro della depressione" nella SM e distingue le forme cliniche sia in rapporto alla loro gravità sia in relazione alle loro qualità endogene e psicogene. Secondo questa teoria sono presenti depressioni reattive o psicogeniche, depressioni organiche legate a processi demielinizzanti, soprattutto a carico della regione libica, e depressioni endogene alla cui eziopatogenesi partecipa una "vulnerabilità genetica" comune alla depressione ed alla SM [68], espressa da fattori immunogenetici specifici (HLA Ag, DW2) per la depressione maggiore.

Alcune ricerche [60] avrebbero evidenziato una frequenza del 55,5% di aplotipi HLA identici nei pazienti affetti da depressione in corso di SM. Tuttavia, per altri autori [8, 25], la depressione nei familiari di primo grado si presenterebbe con la stessa frequenza nei pazienti con SM indipendentemente dalla comorbidità depressiva. Esistono preliminari conferme di una familiarità comune anche tra SM e disturbo bipolare e di una possibile ereditarietà di alcuni markers maggiori di istocompatibilità di classe II. Non è ancora chiaro il ruolo di questi geni: infatti alcuni studi supportano il coinvolgimento dei geni HLA nel disturbo affettivo bipolare [69], mentre altri non lo evidenziano [70]. Inoltre uno studio sui fenotipi HLA nei pazienti SM con o senza disturbo bipolare suggerisce che due antigeni HLA DR (DR2 e DR5) possono, sia singolarmente che associati, prevedere un alto rischio genetico per la SM con disturbo bipolare [68, 71].

È stato ipotizzato che vi sia una disregolazione comune alla base dei disturbi dell'umore e della sclerosi multipla, che coinvolge i processi di trasduzione del segnale legati ai fosfolipidi [72]. Del resto già nel 1926 Cottrell e Wilson [2] supponevano che le alterazioni dell'umore fossero fondamentali nella comprensione della sclerosi multipla.

In alcuni pazienti con decorso recidivante-remittente è stata riscontrata un'alterazione dell'asse ipotalamo-ipofisi-surrenale simile ai pazienti depressi, e la sintomatologia depressiva e ansiosa sembra correlare con i livello di globuli bianchi nel liquor e con la presenza di lesioni in fase di attività evidenziate alla RMN con mezzo di contrasto [73]. Nella genesi della sintomatologia depressiva, sembrerebbero inoltre essere coinvolti meccanismi infiammatori con incremento dei livelli della citochina infiammatoria INF-γ da parte dei linfociti T [74].

Disturbo dell'adattamento

Pochi studi hanno fornito dati per distinguere tra la depressione maggiore ed il disturbo dell'adattamento nella SM; tuttavia l'assenza di una relazione tra il livello di compromissione neurologica o funzionale e la sintomatologia depressiva, e la frequenza più elevata di depressione nei pazienti con lesioni cerebrali rispetto a quelli con lesioni midollari sembrerebbero confermare la non reattività della sintomatologia depressiva.

Lo stress sociale è un aspetto clinico spesso presente nella SM ed associato con l'umore depresso [75]. Vale la pena di ricordare che anche la depressione ha un importante impatto sull'adattamento lavorativo, familiare e sociale dei pazienti. Non è quindi chiaro se tale stress, come la compromissione delle relazioni interpersonali o le difficoltà finanziarie, sia dovuto allo stato di invalidità fisica di questi pazienti; recentemente è stato inoltre evidenziato nei pazienti con sclerosi multipla un circolo vizioso che coinvolge eventi stressanti e progressione della malattia [76].

È stato inoltre riportato [77] che l'aumentata dipendenza interpersonale e la riduzione dei contatti sociali sono associati ad una più grave disabilità funzionale. I quadri depressivi ed i livelli di somatizzazione e d'ansia sarebbero più gravi nei pazienti che hanno cessato la propria attività lavorativa [48]. La depressione si presenterebbe in forma più grave nei pazienti d'età compresa tra 30 e 34 anni, suggerendo che l'età condiziona la gravità del disagio psichico legato al mutato stato sociale e professionale [48]. Infine la SM soprattutto di tipo recidivante-remittente viene considerata una malattia che si caratterizza per l'incertezza circa le esacerbazioni in relazione alla durata e quindi in grado di determinare un disturbo affettivo in cui si combinano la depressione e l'ansia [33].

La rappresentazione mentale del disturbo sembra essere tra i maggiori predittori per quanto riguarda il funzionamento sociale, l'astenia, l'autostima, e la presenza di depressione ed ansia [78].

Per quanto riguarda i disturbi d'ansia, nel decorso della malattia insorgono vari elementi, variabili da soggetto a soggetto, in particolare la personalità del soggetto, l'ambiente socio-familiare e la frequente insorgenza d'altre patologie psichiatriche e/o di disturbi cognitivi che accompagnano e influenzano il diverso evolversi del quadro clinico [79]. I disturbi d'ansia sembrerebbero presentarsi solamente nelle fasi iniziali soprattutto in relazione alla comunicazione della malattia neurologica o del sospetto diagnostico e in fase di ricaduta a seguito della presa di coscienza del progressivo peggioramento. Inizialmente l'ansia si configura come una reazione di difesa e di preparazione dell'individuo ad affrontare la malattia; in un secondo tempo diventa una componente della vita psichica del paziente che si aggrava nel corso delle *poussées* neurologiche o in seguito ad un aggravamento progressivo della malattia. Per alcuni autori [80, 81] l'ansia potrebbe rappresentare una conseguenza della compromissione dell'adattamento sociale, dovuta all'instaurarsi di deficit motori e delle funzioni cognitive.

Riguardo alla fase di attività sembra che i sintomi depressivi e ansiosi siano più frequenti nella fase acuta rispetto alla fase di remissione [26,33, 81], per cui potrebbero rappresentare una manifestazione dell'attività di malattia o una risposta emotiva alla perdita di funzionalità e all'affaticabilità. Ma non tutti gli autori rilevano una correlazione tra gli episodi affettivi e le riacutizzazioni neurologiche [83].

Alcuni autori [84-86] hanno dimostrato una relazione tra la depressione e la gravità della disabilità, mentre altri [4, 25, 27, 33, 83] non hanno riscontrato questa associazione. Per alcuni autori [48] i disturbi affettivi ed il rischio di suicidio [87, 88] sono più rappresentati nei soggetti con SM con un grado modesto di disabilità, probabilmente a causa della grave compromissione dell'adattamento di questi soggetti [81].

Al momento della diagnosi spesso per alcuni individui è difficile adeguarsi alla nuova situazione [89] e può presentarsi una tipica reazione di crisi, comprendente le seguenti fasi: diniego, resistenza, affermazione, integrazione [90]. Per questo forse nei soggetti lievemente disabili le attività del tempo libero e sociali sembrano più compromesse, rispetto ai pazienti moderatamente disabili [81]. Nella maggior parte dei casi tuttavia, il paziente presenta un buon adattamento sociale e lavorativo alla malattia [80, 91], soprattutto quando è di lunga durata [91], ma non vi è grave disabilità. Sembra che, quando il danno fisico è progressivo o severo, lo stress sociale derivi direttamente da esso ed incida sulle diverse aree dell'adattamento; al contrario, quando il danno fisico è meno grave o fluttuante, si possono avere difficoltà occupazionali e relazionali più limitate [92].

Considerando lo stadio di malattia, è stato ipotizzato che i pazienti con SM presentino un aumentato rischio di depressione nei periodi prediagnostico, diagnostico e di progressione, stadi che coincidono con aumenti del punteggio di disabilità [81]. Dal momento che i sintomi depressivi e somatici sono assai più evidenti nei pazienti con decorso grave e in particolare di tipo remittente-recidivante e remittente-progressivo, si ipotizza che un decorso non prevedibile causi notevole compromissione personale, per cui sono necessari periodici interventi psicologici [48]. La gravità delle somatizzazioni potrebbe essere dovuta all'aumentata attenzione per il corpo in quei soggetti senza grave disabilità e dunque, senza alcuna risposta adattativa alla nuova situazione.

Le depressioni gravi sembrerebbero dipendere dal timore di un rapido presentarsi dei segni neurologici, piuttosto che dai deficit neurologici già presenti. La depressione lieve nei pazienti con danno neurologico molto grave potrebbe spiegarsi con una ridotta risposta emotiva, conseguente al deficit neuropsicologico [48].

Esiste accordo nel ritenere che la depressione non sia direttamente correlata al tipo di disabilità motoria, sessuale, visiva o sfinteriale [8, 21, 27], al tipo di SM, remittente-intermittente o progressiva [25, 85], e alla durata dei sintomi [4, 25, 27, 33].

Riguardo all'associazione tra i sintomi ansiosi e disabilità vi sono risultati contrastanti: alcune ricerche [32, 48] sembrano non riscontrare alcuna correlazione, mentre altre rilevano una correlazione tra sintomi ansiosi e disabilità di grado moderato o con deficit di tipo motorio e percettivo [52].

L'ansia non correlerebbe con la durata di malattia [33] mentre alcuni autori [48] avrebbero riscontrato una correlazione significativa tra durata della malattia e livelli di somatizzazione; questo potrebbe indicare che i pazienti con SM di lunga durata hanno una probabilità maggiore di avere manifestazioni fisiche della loro paura.

I ricercatori hanno osservato che l'euforia si associa ad una grave disabilità, ad una lunga durata dei sintomi, al tipo cronico progressivo di SM, ad un aggravamento dei sintomi neurologici e ad un maggiore disadattamento sul piano sociale, mentre non si correla agli stati depressivi [39, 93].

Secondo alcuni autori [94] esisterebbe una correlazione tra depressione e disturbi cognitivi in quanto i sintomi depressivi si manifesterebbero quando i deficit cognitivi causano compromissione delle capacità occupazionali e relazionali del soggetto. Per alcuni pazienti con SM la difficoltà nel comprendere le informazioni emotive potrebbe compromettere la loro capacità di interazione sociale [95].

Il grado di depressione [96] risulterebbe correlato in particolare con un deficit frontale. Altri studi, d'altro canto, sarebbero giunti a conclusioni opposte [97, 98]. Un quadro che sembra invece associato al deterioramento delle funzioni cognitive è l'euforia [39, 93] e i pazienti euforici risulterebbero più deteriorati rispetto ai pazienti depressi [21].

Alcuni autori [99] hanno evidenziato inoltre la difficoltà di differenziare gli aspetti della disfunzione cognitiva imputabili alla sindrome psicotica funzionale da quelli riferibili al processo demielinizzante delle strutture centro-encefaliche, ritenuto alla base di entrambe le manifestazioni.

Correlazioni col danno neuroanatomico

I dati sull'origine organica dell'euforia [93] e sull'instabilità emotiva come facente parte dei segni della SM [21, 91] appaiono importanti perché sottolineano la capacità dei processi di demielinizzazione di coinvolgere i substrati neurobiologici dell'affettività; ciononostante è ancora difficile determinare i fattori coinvolti in disturbi timici più complessi quali la depressione [47]. A sostegno di questo punto di vista si potrebbe considerare il fatto che i pazienti con euforia sembrano essere più soggetti a deterioramento cerebrale ed all'allargamento dei ventricoli evidenziato alla TAC, mentre la presenza di questo sintomo non mostra alcuna correlazione con l'interessamento midollare. È verosimile che i pazienti "euforici" mostrino in realtà una sindrome da "disconnessione frontale" [27]. Spesso le aree di demielinizzazione frontale si accompagnano ad atrofia, con un quadro di deterioramento caratterizzato da fatuità e puerilismo [100]. Esiste un largo consenso riguardo all'ipotesi che questo disturbo sia determinato da un processo demielinizzante con sede primitivamente a livello dei lobi frontali, dei gangli basali e parti del sistema limbico. Secondo alcuni autori esisterebbe un'associazione tra l'euforia e il disturbo bipolare, poiché l'eziopatogenesi del disturbo euforico sembrerebbe correlarsi a lesioni dei nuclei della base, ipotalamo, talamo e lobi temporali, per lo più indirette, con interessamento della sostanza bianca [101] e tali dati sono in accordo con quelli delle anomalie strutturali cerebrali generalmente rilevate nel disturbo bipolare tramite RM [102], rappresentate principalmente da un allargamento ventricolare (specie nei maschi, e comunque inferiore a quello talora osservato nella schizofrenia) e da un'elevata frequenza di segnali focali iperintensi, per lo più localizzati sul lato esterno dei ventricoli laterali, ugualmente distribuiti nei due emisferi. Tali lesioni, ancora d'incerta interpretazione, potrebbero avere un'origine iatrogena (terapia con litio, neurolettici) o dovuta ad abuso di sostanze, oppure potrebbero essere interpretate come fattori predisponenti della patologia bipolare [102]. Le basi anatomiche del riso e pianto spastico non sono pienamente conosciute. Per alcuni è sufficiente un danno all'emisfero destro nei destrimani [38]; altri autori invece pensano che sia necessario un danno bilaterale. Studi clinici hanno invece evidenziato il coinvolgimento del ponte o delle sue connessioni con l'emisfero destro [103, 104].

La scoperta che gli episodi depressivi spesso precedono l'esordio della SM, in un rapporto di 8:1, potrebbe suggerire un'eziopatogenesi neurologica. Evidenze indirette che dimostrano come la demielinizzazione possa giocare un ruolo centrale nell'insorgenza degli episodi depressivi derivano dall'osservazione che questi ultimi sono indipendenti dalla gravità e dalla durata della malattia, che sono più frequenti nel campione di pazienti con SM rispetto alla popolazione generale, ai pazienti con altre malattie mediche o neurologiche e persino rispetto a disturbi disabilitanti ad interessamento midollare. Infine l'incidenza di depressione nei pazienti nei quali la malattia neurologica si localizza principalmente nelle zone corticali risulta più elevata rispetto ai pazienti che presentano principalmente lesioni del midollo spinale [29], nonostante che i pazienti con lesioni del midollo presentino una maggiore disabilità neurologica e funzionale.

Per la depressione esistono modelli organici che postulano un danno neuroanatomico specifico [83,105]. Considerando il fatto che le vie monoamminergiche non sono mielinizzate, un modello di danno selettivo del sistema monoaminergico suppone un danno indiretto oppure a monte [47].

Gli studi che, sfruttando le tecniche di *neuroimaging*, si sono occupati del rapporto fra patologia depressiva e localizzazione delle lesioni parenchimali (cerebrali, cerebellari e midollari) non hanno condotto a risultati omogenei: alcuni autori, ad esempio, hanno tentato di correlare i disturbi psichiatrici, in particolare quelli cognitivi e depressivi, con lesioni parenchimali topograficamente ben definite: sono stati così riscontrati interessamenti diffusi del tronco cerebrale [106], localizzazioni biemisferiche e del tronco [107], lesioni del centro semiovale, delle zone paraventricolari, della sostanza bianca temporale e del talamo [108], lesioni ipotalamiche bilaterali [109], della sostanza bianca periventricolare e del talamo [15], del corpo calloso [110], della sostanza bianca a sede prevalentemente emisferica [111].

Sulla base di alcuni studi [83] effettuati su pazienti con comorbidità psichiatrica in corso di SM, non è stata riscontrata alcuna riduzione nel volume globale del cervello, ma una maggiore proporzione di placche a livello dei lobi temporali. L'elevato numero di lesioni a livello del lobo temporale nei casi psichiatrici supporta l'ipotesi che questa struttura abbia un ruolo nell'eziopatogenesi dei disturbi psichiatrici in corso di SM. Per altri autori [112], il coinvolgimento delle aree frontali sarebbe presente nella totalità dei pazienti con comorbidità psichiatrica. L'interessamento frontale si potrebbe quindi spiegare con la nota relazione tra funzione del lobo frontale e depressione [113, 114].

Altri autori non hanno riscontrato né segni di atrofia cerebrale, né lesioni a livello del lobo temporale o di altre aree [115], né differenze per quanto riguarda il numero, il lato, la sede e l'area delle lesioni demielinizzanti rispetto ai pazienti di controllo [105], né correlazioni tra la gravità dei sintomi depressivi e la localizzazione della SM [25]. In altri studi, d'altra parte, sia la presenza che la gravità della depressione maggiore sono risultati correlati con il carico di lesione in sede frontale destra e con il volume del lobo temporale destro, e la severità della depressione risultava correlare anche con volume totale temporale e con il volume dell'emisfero destro [32, 86].

È comunque probabile che la depressione dei pazienti affetti da SM sia da attribuire a cambiamenti patofisiologici più complessi rispetto alla semplice localizzazione delle lesioni come l'asimmetria di flusso nella corteccia limbica [105]. Infatti la perfusione nei pazienti depressi sembra essere maggiore nel lato sinistro, al contrario dei pazienti non depressi, ed il grado di asimmetria sembra correlare con la gravità della depressione.

Studi recenti hanno evidenziato come una possibile causa della depressione maggiore possa essere attribuita ad una disfunzione dei circuiti "riverberanti" frontotalamico-striatali. I dati che supportano questa ipotesi sono ad esempio l'alta incidenza di sintomatologia depressiva a seguito di lesioni a livello frontale e dei gangli basali, studi di neuroimaging che riportano anormalità a livello frontale e dei gangli basali, soprattutto nei casi di depressione ad esordio tardivo, e studi di neuroimaging funzionale che riportano deficit a carico della corteccia dorsolaterale del cingolo anteriore (mediofrontale) e dei gangli della base [116]. In altri studi [117, 118] è emerso che il danno nelle regioni coinvolte nelle vie più specificatamente correlate al sistema limbico si associa alla presenza di sintomi depressivi (valutati alla Beck): in particolare i sintomi nucleari, come le difficoltà prestazionali e i sintomi cognitivi, e la gravità della depressione si associavano alle lesioni della regione del fascicolo arcuato di sinistra. Un'alterata funzione del pallido potrebbe inoltre contribuire alla patofisiologia della depressione "secondaria", forse mediante l'influenza di questa struttura sui circuiti coinvolti nell'affettività (gangli basali-talamo-corticali) [119].

In pazienti con SM e disturbo bipolare, sono state osservate aree di segnale alterato nella sostanza bianca periventricolare [71], lesioni confluenti intorno ai trigoni e ai corni temporali, nella sostanza bianca nella regione fronto-basale destra, e, bilateralmente, anche se in maggior misura a sinistra, lo splenio del corpo calloso, la corona radiata ed i centri semiovali, mentre il talamo appariva indenne. La mania è stata messa in relazione a lesioni focali dell'area limbica destra, orbito-frontale [120-123], temporo-basali e temporo-polari [124].

Nel determinismo dei sintomi psicotici le lesioni periventricolari non sarebbero specifiche, suggerendo l'esistenza d'altri fattori [92, 125]. I disturbi del pensiero, se copresenti, non troverebbero giustificazione nelle lesioni organiche dovute al processo morboso [126, 127]. Più recentemente è stata segnalata una correlazione fra atrofia cerebrale, cerebellare e schizofrenia cronica; in particolare è stato riportato [128] che il 20% dei pazienti con disturbo schizofrenico presenta un allargamento ventricolare già nelle fasi molto precoci della malattia. In tal senso è possibile che la presenza di un'atrofia associata ad altra lesione parenchimale, soprattutto emisferica sinistra, possa facilitare lo sviluppo di un disturbo delirante organico [129].

Esistono pochi studi che valutano le correlazioni anatomopatologiche dei disturbi d'ansia. Fra questi ci sono studi effettuati in pazienti vascolari [130, 131] in cui è stata descritta un'associazione tra il disturbo d'ansia generalizzato puro e lesioni a livello dell'emisfero destro, e disturbo d'ansia generalizzato in comorbidità con la depressione e lesioni dell'emisfero sinistro. L'atrofia corticale sembrerebbe esercitare la sua influenza non tanto nell'insorgenza quanto nel mantenimento del disturbo.

Gli attuali modelli neurobiologici del Disturbo Ossessivo-Compulsivo (DOC) implicano che la presenza di lesioni causate dalla SM a livello dei circuiti che coinvolgono la corteccia orbito-frontale, lo striato e il talamo, così come la corteccia del cingolato anteriore, possano causare questo disturbo psichico. Pertanto questa la SM ad interessamento cerebrale potrebbe causare una forma organica di DOC [132].

Alcuni autori suggeriscono, comunque, una cauta interpretazione della correlazione tra la sede delle lesioni e la patologia affettiva, poiché la SM è una malattia caratterizzata da una notevole disseminazione delle placche [133]. Si è osservato, inoltre, che il coinvolgimento cerebrale definito clinicamente dalla presenza dei sintomi neurologici, è più comune nei pazienti con disturbi psichiatrici rispetto ai controlli, facendo ritenere che le lesioni nei pazienti psichiatrici siano "biologicamente attive" nel determinare sia il disturbo psichico che quello neurologico [29, 53, 83].

Bibliografia

1. Charcot JM (1877) Lectures on the diseases of the nervous system. Newsidenham Society, London
2. Cottrel SS, Wilson SAK (1926) The affective symptomatology of disseminated sclerosis. J Neurol Psychopatol 7:1-30
3. Sullivan MJL, Weinshenker B, Mikail S et al (1995) Screening for Major Depression in the early stages of multiple sclerosis. Can J Neurol Sci 22: 228-231
4. Whitlock FA, Siskind MM (1980) Depression as a major symptom of multiple sclerosis. J Neurol Neurosurg Psychiatry 4: 861-865
5. Minden SL, Orav J (1989) Characteristics and predictors of depression in SM. In: Jensen F, Knudsen L, Stenager E, Grant I (eds) Mental disorders and cognitive deficits in MS. Libbey, London
6. Godstein RK, Ferrell RB (1977) Multiple sclerosis presenting as depressive illness. Dis Nerv Syst 38:127-131
7. Matthews WB (1979) Multiple sclerosis presenting with acute remitting psychiatric symptoms. J Neurol Neurosurg Psychiatry 42: 859-863
8. Joffe RT, Lippert GP, Gray TA et al (1987) Mood Disorder and Multiple Sclerosis. Arch Neurol 44: 376-378
9. Haase CG, Tinnefeld M, Lienemann M et al (2003) Depression and cognitive impairment in disability-free early multiple sclerosis. Behav Neurol 14: 39-45
10. Mendez MF (1999) Multiple sclerosis presenting as catatonia. Int J Psychiatry Med 29:435-441
11. Kohler JK (1988) Multiple sclerosis presenting as chronic atypical psychosis. J Neurol Neurosurg Psychiatry 51: 281-284
12. Mapelli G, Ramelli E (1981) Manic syndrome associated with multiple sclerosis: secondary mania? Acta Psychiatr Belg 81: 337-349
13. Kellner CH, Davemport Y, Post RM et al (1984) Rapidly cycling bipolar disorder and multiple sclerosis. Am J Psychiatry 141:112-113
14. Schiffer RB, Wineman NM, Weitkamp LR (1986) Association between bipolar affective disorder and multiple sclerosis. Am J Psychiatry 143: 94-95
15. Mur J, Kumpel G, Dostal S (1966) An anergic phase of disseminated sclerosis with psychiatric course. Confin Neurolog 28: 37-49
16. Trimble MR, Grant I (1981) Psychiatric aspects of multiple sclerosis. In: Benson DF, Blumer D (eds) Psychiatrics aspects of neurologic disease, vol 2. New York, Grune & Stratton, pp 279-299
17. Drake ME (1984) Acute paranoid psychosis in multiple sclerosis. Psychosomatics 25: 60-65
18. Awad AG (1983) Schizophrenia and multiple sclerosis. J Nerv Mental Dis 171:323-324
19. Bender J (1950) Le modificazioni psichiche nella sclerosi a placche. Dtsch Z Nervenheilkd CLXIII; 4-5:483-526
20. Baldwin MV(1952) A clinical experimental investigation into the psychologic aspects of multiple sclerosis. J Nerv Ment Dis 115:299-342
21. Surridge D (1969) An investigation into some psychiatric aspects of multiple sclerosis. Br J Psychiatry 115:749-764
22. Merskey H, Buhrich NA (1975) Hysteria and organic brain disease. Br J Med Psychol 48:359-366
23. Diaz-Olavarrieta C, Cummings JL, Velazquez J, Garcia de la Cadena C (1999) Neuropsychiatric manifestation of multiple sclerosis. J Neuropsychiatry Clin Neurosci 11(1):51-57

24. Feinstein A, Feinstein K (2001) Depression associated with multiple sclerosis. J Affect Disord 66:193-198
25. Minden SL, Orav J, Reich P (1987) Depression in multiple sclerosis. Gen Hosp Psychiatry 9:426-434
26. Dalos NP, Rabins PV, Brooks BR et al (1983) Disease activity and emotional state in multiple sclerosis. Ann Neurol 13:573-577
27. Rabins PV, Brooks BJ, O'Donnel P et al (1986) Structural brain correlates of emotional disorder in multiple sclerosis. Brain 109:585-597
28. Schiffer RB, Babigian HM (1984) Behavioral disorders in multiple sclerosis, temporal lobe epilepsy and amyotrophic lateral sclerosis. An epidemiologic study. Arch Neurol 41:1067-1069
29. Schiffer RB, Craine E, Bamford KA et al (1983) Depressive episodes in patients with multiple sclerosis. Am J Psychiatry 140:1498-1500
30. Sadovnick AD, Remick RA, Allen J et al (1996) depression and multiple sclerosis. Neurology 46:628-632
31. Scott TF, Allen D, Price T et al (1996) Characterization of Major Depression Symptoms in Multiple Sclerosis Patients. J Neuropsychiatry Clin Neurosci 8:318-323
32. Zorzon M, de Masi R, Nasuelli D et al (2001) Depression and anxiety in multiple sclerosis. A clinical and MRI study in 95 subjects. J Neurol 248:416-421
33. Noy S, Achiron A, Gabbay U et al (1995) A new approach to affective symptoms in relapsing-remitting multiple sclerosis. Compr Psychiatry 36:390-395
34. Wilkes S (1978) Lectures on diseases of the nervous system. Churchill, London
35. Oppenheim (1896) quoted by O'Malley PO (1966) Severe mental symptoms in disseminated sclerosis. J Irish Med Assoc 55:115-127
36. Seiffer H (1905) Ueber psychiche in besondere intelligenzstorungen bei multipler sklerose. Arch Psychiatrie 40:253-283
37. Braceland FJ, Giffin ME (1950) The mental changes associated with multiple sclerosis (an intern report). Association for research in nervous and mental diseases, vol 28. Williams and Wilkins, Baltimore, pp 450-455
38. Langworthy OR, Hesser FH (1940) Syndrome of pseudobulbar paralisys, an anatomic and physiologic analisys. Arch Intern Med 65:106-121
39. Pratt RTC (1951) An investigation of the psychiatric aspects of disseminated sclerosis. J Neurol Neurosurg Psychiatry 14:326-335
40. Solomon JG (1978) Multiple sclerosis masquerading as lithium toxicity. J Nerv Ment Dis 166:663-665
41. Peselow E, Deutsch SI, Fieve RR et al (1981) Coexistent manic symptoms and multiple sclerosis. Psychosomatics 22:824-825
42. Hutchinson M, Stack J, Buckley P (1993) Bipolar affective disorder prior to the onset of multiple sclerosis. Acta Neurol Scand 88:388-393
43. Garland EJ, Zis AP (1991) Multiple sclerosis and affective disorder. Can J Psychiatry 36:112-117
44. Iniguez C, Campos R, Larrode P (2000) Steroid treatment of acute psychosis associated with multiple sclerosis. Rev Neurol 31(9):941-944
45. Feinstein A, O'Connor P, Gray T, Feintein K (1999) The effects of anxiety on psychiatric morbidity in patients with multiple sclerosis. Mult Scler 5: 323-326
46. Bielli A, Landoni MG (1992) Aspetti psicopatologici della sclerosi multipla. A.I.S.M. Aspetti psicologici nella sclerosi multipla 1-8
47. Even C, Lafitte C, Etain B et al (1999) Le determinans de la depression dans la sclerose en plaques. Revue de la litterature. Encephale 25:78-85
48. Colombo G, Armani M, Ferruzza E et al (1988) Depression and neuroticism in multiple sclerosis. Ital J Neurol Sci 9:551-557

49. Kroencke DC, Lynch SG, Denney DR (2000) Fatigue in multiple sclerosis: relationship to depression, disability and disease pattern. Mult Scler 6:131-136
50. Bagert B, Camplair P, Bourdette D (2002) Cognitive dysfunction in multiple sclerosis: natural history, pathophysiology and management. CNS Drugs 16:445-455
51. Sadovnick AD, Eisen K, Ebers GC et al (1991) Cause of death in patient attending multiple sclerosis clinics. Neurology 41: 1193-1196
52. Stenager EN, Wermuth L, Stenager E et al (1994) Suicide in patients with Parkinson's disease: An epidemiological study. Acta Psychiatr Scand 90:70-72
53. Kahan E, Leibowitz U, Alter M (1971) Cerebral multiple sclerosis. Neurology 21:1179-1185
54. Mac-Kenzie TB, Popkin MK (1987) Suicide in the medical patient. Int J Psychiatry Med 17:3-22
55. Arciniegas DB, Anderson CA (2002) Suicide in Neurologic Illness. Curr Treat Options Neurol 4:457-468
56. Grinker R, Hann G et al (1950) Some psychodynamic factors in MS. As Res Nerv Ment Dis 28:461-465
57. Alexander F (1952) Psychosomatic Medicine. George Allen & Unwin, London
58. Christodoulou L, Deluca J, Johnson SK et al (1999) Examination of Cloninger's basic dimensions of personality in fatiguing illness: chronic fatigue syndrome and multiple sclerosis. J Psychosom Res 47(6):597-607
59. Benedict RH, Priore RL, Miller C et al (2001) Personality disorder in multiple sclerosis correlates with cognitive impairment. J Neuropsychiatry Clin Neurosci 13:70-76
60. Cazzullo CL, Smeraldi E, Gasperini M et al (1983) Preliminary correlation between primary affective disorders and multiple sclerosis. In: Cazzullo CL, Caputo D, Ghezzi A (eds) New Trends in Multiple Sclerosis Research. Masson Italia Editori Milan, Italy, pp 57-62
61. Ratsep T, Kallasmaa T, Pulver A et al (2000) Personality as a predictor of coping efforts in patients with multiple sclerosis. Mult Scler 6(6):397-402
62. Arnett PA, Higginson CI, Voss WD et al (2002) Relationship between coping, cognitive dysfunction and depression in multiple sclerosis. Clin Neuropsychol 16:341-355
63. Mardsen CD (1986) Hysteria- a neurologist's view. Psychol Med 16:277-288
64. Reed JL (1975) The diagnosis of 'hysteria'. Psycol Med 5:13-17
65. Whitlock FA (1967) The aetiology of hysteria. Acta Psychiat Scand 43:144-162
66. Slater ETO, Glitero E (1965) A follow-up of patients diagnosed as suffering from 'hysteria'. Journal of Psychosomatic Resarch 9:9-13
67. Schiffer RB (1987) The Spectrum of depression in MS. An approach for clinical management. Arch Neurol 44:596-599
68. Schiffer RB, Weitkamp LR, Wineman NM et al (1988) Multiple sclerosis and affective disorder. Family history, sex, and HLA-DR antigens. Arch Neurol 45:1345-1348
69. Smeraldi E, Bellodi L (1981) Possible linkage between primary affective disorders, susceptibility locus and HLA haplotypes. Am J Psychiatry 138:1232-1234
70. Suarez BK, Croughan J (1982) Is the major histocompatibility complex linked to genes that increased susceptibility to affective disorder? A critical appraisal. Psychiatry Res 7:19-27
71. Salmaggi A, Eoli M, La Mantia L et al (1995) Parallel fluctuations of psychiatric and neurological symptoms in a patient with multiple sclerosis and bipolar affective disorder. Ital J Neurol Sci 16:551-553
72. Horrobin DF & Bennett CN (1999) Depression and bipolar disorder: relationships to impaired fatty acid and phospholipid metabolism and to diabetes, cardiovascular disease, immunological abnormalities, cancer, ageing and osteoporosis. Possible candidate genes. Prostaglandins Leukot Essent Fatty Acids 60: 217-234

73. Fassbender K, Schmidt R, Mossner R et al (1998) Mood disorders as dysfunction of hypothalamic-pituitary-adrenal axis in multiple sclerosis: association with cerebral inflammation. Arch Neurol 55:66-72
74. Mohr DC, Goodkin DE, Islar J et al (2001) Treatment of depression is associated with suppression of nonspecific and antigen-specific T(H)1 responses in multiple sclerosis. Arch Neurol 58:1081-1086
75. Rao SM, St.Aubin-Faubert P, Leo GJ (1989) Information processing speed in patients with multiple sclerosis. J Clin Esp Neuropsychol 11:471-477
76. Schwartz L & Kraft GH (1999) The role of spouse responses to disability and family environment in multiple sclerosis. Am J Phys Med Rehabil 78:525-532
77. Zeldow PB, Pavlou M (1984) Physical disability, life stress and psychosocial adjustment in multiple sclerosis. J Nerv Ment Dis 172:80-84
78. Jopson NM, Moss-Morris R (2003) The role of illness severity and illness representations in adjusting to multiple sclerosis. J Psychosom Res 54:503-511
79. Cazzullo CL (1993) Aspetti neurologici e psichici nella sclerosi multipla. In: Cazzullo CL (ed) Psichiatria. Micarelli E, Roma
80. Stenager E, Knudsen L, Jensen K (1989) Multiple sclerosis: Correlation of Beck Depression Inventory Score, Kurtzke Disability Scale and cognitive function in multiple sclerosis. In: Jensen K, Knudsen L, Stenager E, Grant I (eds) Mental disorders and cognitive deficits in multiple sclerosis. Libbey, London, pp 147-151
81. Stenager E, Knudsen L, Jensen K (1991) Multiple sclerosis: The impact of physical impairment and cognitive dysfunction an social and sparetime and activities. Psychother Psychosom 56:123-128
82. Cleeland CS, Mathews CG, Hopper CL (1970) MMPI profiles in exacerbation and remession of multiple sclerosis. Psychol Rep 27:373-374
83. Honer WG, Hurwitz T, Li DKB et al (1987) Temporal lobe involvement in MS patients with psychiatric disorders. Arch Neurol 44:187-190
84. Schubert DSP, Taylor C, Lee S et al (1992) Physical consequences of depression in the stroke patient. Gen Hosp Psychiatry 14:69-76
85. Chwastiak L, Ehde DM, Gibbons LE et al (2002) Depressive symptoms and severity of illness in multiple sclerosis: epidemiologic study of a large community sample. Am J Psychiatry 159:1862-1868
86. Zorzon M, Zivadinov R, Nasuelli D et al (2002) Depressive symptoms and MRI changes in multiple sclerosis. Eur J Neurol 9:491-496
87. Rao SM, Leo G.J, Bernardin L et al (1991) Cognitive dysfuction in multiple sclerosis. I: frequency, patterns and prediction. Neurology 41:685-691
88. Rao SM, Leo GJ, Ellington L et al (1991) Cognitive dysfunction in multiple sclerosis. II: impact on employment and social functioning. Neurology 41:692-696
89. Duval ML (1984) Psychosocial metaphors of physical distress among MS patients. Soc Sci Med 19:635-638
90. Matson RR, Brooks NA (1977) Adjusting to multiple sclerosis: an exploratory study. Soc Sci Med 11:245-250
91. Brooks NA, Matson RR (1982) Social-psychological adjustement to multiple sclerosis. Soc Sci Med 16:2129-2135
92. Feinstein A, du Boulay G, Ron MA (1992) Psychotic illness in multiple sclerosis. A clinical and magnetic resonance imaging study. Br J Psychiatry 161:680-685
93. Rabins PV (1990) Euphoria in multiple sclerosis. In: Rao SM (ed) Neurobehavioral aspects of multiple sclerosis. Oxford University Press, New York, pp 186-195
94. Gilchrist AC, Creed FH (1994) Depression, cognitive impairment and social stress in multiple sclerosis. J Psychosom Res 38:193-201

95. Beatty WW, Orbelo DM, Sorocco KH, Ross ED (2003) Comprehension of affective prosody in multiple sclerosis. Mult Scler 9:148-153
96. Filippi M, Alberoni M, Martinelli V (1994) Influence of clinical variables on neuropsychological performance in multiple sclerosis. Eur Neurol 34:324-328
97. Minden SL, Schiffer RB (1990) Affective Disorders in Multiple Sclerosis. Review and recommendations for clinical research. Arch Neurol 47:98-104
98. Jambor KL (1969) Cognitive functioning in multiple sclerosis. Br J Psychiatry 115:765-775
99. Jellife SE (1922) Emotional and psychological factors in MS. J Nerv Ment Dis 399
100. Colombo G (1992) In: Pavan L (E): Malattie neurologiche: Malattie demielinizzanti. In: Pancheri P, Cassano GB et al (eds) Trattato Italiano di Psichiatria. Masson, Milano, pp 1085-1088
101. Horvath TB, Siever LJ (1989) Organic mental syndromes and disorders. In: Kapland HI, Sadock BJ (ed.) Comprehensive textbook of Psychiatry. Williams and Wilkins, Baltimora
102. Swayze VW, Andreasen NC, Alliger RJ et al (1990) Structural Brain Abnormalities in Bipolar Affective Disorder: Ventricular Enlargement and Focal Signal Hyperintensities. Arch Gen Psychiatry 47:1054-1059
103. Feinstein A, O'Connor P, Gray T, Feinstein K (1999) Pathological laughing and crying in multiple sclerosis: a preliminary report suggesting a role for prefrontal cortex. Mult Scler 5:69-73
104. Pozzilli C, Grasso MG, Bastianello S et la (1992) Structural brain correlates of neurological abnormalities in multiple sclerosis. Eur Neurol 32:228-230
105. Sabatini U, Pozzilli C, Pantano P et al (1996) Involvement of the limbic system in multiple sclerosis patients with depressive disorders. Biol Psychiatry 39:970-975
106. McAlpine D, Lumsden CE, Achenson E (1965) Multiple sclerosis: A reappraisal. Livingstone, Edinburgh and London
107. Bergin JD (1957) Rapidly progressing dementia in disseminated sclerosis. J Neurol Neurosurg Psych 20:285-292
108. Crémieux A, Alliez J, Tunga M et al (1959) Sclérose en plaque a début par troubles mentaux: Etude Anatomo-Clinique. Rév Neurol (Paris) 101:45-51
109. Bignami A, Gherardi D, Gallo G (1961) Sclerosi a placche acuta a localizzazione ipotalamica con sintomatologia psichica di tipo malinconico. Riv Neurol 31:240-268
110. Barnard RO, Tiggs M (1974) Corpus callosum in multiple sclerosis. J Neurol Neurosurg Psych 37:1259-1264
111. Felgenhauer K (1990) Psychiatric disorders in the encephalic form of multiple sclerosis. J Neurol 237:11-18
112. Lyoo K, Seol HY, Byun HS et al (1996) Unsuspected multiple sclerosis in patients with psychiatric disorders: a magnetic resonance imaging study. J Neuropsychiatry Clin Neurosci 8:54-59
113. Bowen DM, Najlerahim A, Procter AW et al (1989) Circumscribed changes of the cerebral cortex in neuropsychiatric disorders of later life. Proc Natl Acad Sci USA 86:9504-9508
114. Mayberg HS (1994) Frontal lobe dysfunction in secondary depression. J Neuropsychiatry Clin Neurosci 6:428-442
115. Moller A, Wiedemann G, Rohde U et al (1994) Correlates of cognitive impairment and depressive mood disorder in Multiple Sclerosis. Acta Psychiatr Scand 89:117-121
116. Roger MA, Bradshaw JL, Pantelis C et al (1998) Frontostriatal deficits in unipolar major depression. Brain Res Bull 47(4): 297-310
117. Pujol J, Bello J, Deus J et al (1997) Lesions in the left arcuate fasciculus region and depressive symptoms in multiple sclerosis. Neurology 49(4):1105-1110

118. Pujol J, Bello J, Deus J et al (2000) Beck Depression Inventory factors related to demyelinating lesions of the left arcuate fasciculus region. Psychiatry Res 99: 151-159
119. Lauterbach EC, Jackson JG, Wilson AN et al (1997) Major depression after left posterior globus pallidus lesions. Neuropsychiatry Neuropsychol Behav Neurol 10(1):9-16
120. Robinson RG, Boston JD, Starkstein SE et al (1988) Comparison of mania and depression after brain injury: casual factors. Am J Psychiatry 145:172-178
121. Rundell JR, Wise MG (1989) Causes of organic mood disorder. J Neuropsychiatry 1:398-400
122. Dupont RM, Jernigan TL, Butters N et al (1990) Subcortical abnormalities detected in bipolar affective disorder using magnetic resonance imaging. Clinical and neuropsychological significance. Arch Gen Psychiatry 47:55-59
123. Starkstein SE, Fedoroff P, Berhier ME et al (1991) Manic-depressive and pure manic states after brain lesions. Biol Psychiatry 29:149-158
124. Jorge RE, Robinson RG, Starkstein SE et al (1993) Secondary mania following traumatic brain injury. Am J Psychiatry 150: 916-921
125. Feinstein A, Kartsounis LD, Miller DH et al (1992) Clinically isolated lesions of the type seen in multiple sclerosis: a cognitive, psychiatric and MRI follow up study. J Neurol Neurosurg Psychiatry 55:869-876
126. Claude H, Lhermitte J (1920) Leuco-encéphalite aigue a foyers successigs. Encephale 10:2
127. Marchand L, Leconte M et al (1954) Des manifestations en course de la sclérose en plaques. Abb Méd Psychol 112(2):321-352
128. Weinberger DR, De Lisi LE, Perman GP et al (1982) Computed tomography in schizophreniform disorder and other acute psychiatric disorders. Arch Gen Psych 39:(7):778-783
129. Perini G (1987) Disturbi schizofrenici ed affettivi nella sclerosi multipla. Descrizione di due casi clinici. Min Psich 28:129-131
130. Astrom M, Adolfsson R, Asplund K (1993) Major depression in stroke patients. A three-year longitudinal study. Stroke 24: 976-982
131. Robinson RG (1990) Relationship between anxiety disorders and depressive disorders in patients with cerebrovascular injury. Arch Gen Psychiatry 47:246-251
132. Miguel EC, Stein MC, Rauch SL et al (1995) Obsessive-Compulsive Disorder in patients with 20 multiple sclerosis. J Neuropsychiatry Clin Neurosci 7:507-510
133. Young AC, Sanders J, Ponsford JR (1976) Mental change as an early feature of multiple sclerosis. J Neurol Neurosurg Psychiatry 39:1008-1013

2 Depressione

V. ZIPOLI, M. P. AMATO

Introduzione

Tra tutti i disturbi psichiatrici associati alla sclerosi multipla (SM), i *disturbi dell'umore* sono i più frequenti. La quarta edizione del Diagnostic and Statistical Manual of Mental Disorder (DSM-IV) [1] classifica i disturbi dell'umore come 1) disturbi depressivi, 2) disturbi bipolari, 3) disturbo dell'umore derivato da una condizione medica generale, 4) disturbo dell'umore indotto da sostanze, 5) disturbo dell'umore non altrimenti specificato. I disturbi depressivi sono rappresentati dal disturbo depressivo maggiore, dal disturbo distimico e dal disturbo depressivo non altrimenti specificato. I criteri per il disturbo depressivo maggiore sono presentati nella Tabella 1.

Alcuni sintomi della sindrome depressiva sono estremamente aspecifici: la sfiducia, la tristezza, l'abbattimento morale, la mancanza di concentrazione, l'irritabilità, l'insonnia, l'angoscia. Sono sintomi che si possono ritrovare dopo eventi spiacevoli, nella sindrome premestruale e nelle patologie croniche e disabilitanti, come la SM: si tratta infatti di sintomi generici che si hanno in risposta allo stress. Su questo quadro di fondo si inseriscono alcuni tratti peculiari come il peggioramento al mattino, l'insonnia con risveglio precoce, la sfiducia, il rallentamento psicomotorio, la sensazione di cambiamento, l'areattività, l'immobilità e l'immutabilità dell'umore. Questi sintomi sono caratteristici del disturbo depressivo e sono i migliori indicatori prognostici di successo dei trattamenti farmacologici, sono indicatori di rischio di suicidio e sono presenti nei casi in cui si rileva familiarità.

Tabella 1. Criteri diagnostici per episodio depressivo maggiore (DSM IV)

A. Almeno 5 dei seguenti sintomi sono stati contemporaneamente presenti durante un periodo di 2 settimane e rappresentano un cambiamento rispetto al precedente livello di funzionamento; almeno uno dei sintomi è costituito da umore depresso o perdita di interesse o piacere
   - Umore depresso per la maggior parte del giorno, quasi ogni giorno, come riportato dal soggetto ("mi sento triste o vuoto") o come osservato da altri ("appare lamentoso")
   - Marcata riduzione di interesse o piacere per tutte, o quasi tutte, le attività per la maggior parte del giorno, quasi ogni giorno, come riportato dal soggetto o come osservato da altri
   - Significativa perdita di peso, senza essere a dieta, o aumento di peso, oppure diminuzione o aumento dell'appetito quasi ogni giorno
   - Insonnia o ipersonnia quasi ogni giorno
   - Agitazione o rallentamento psicomotorio quasi ogni giorno (osservabile dagli altri, non semplicemente sentimenti soggettivi di irrequietezza o rallentamento)
   - Faticabilità o mancanza di energia quasi ogni giorno
   - Sentimenti di autosvalutazione o di colpa eccessivi o inappropriati (possono essere deliranti, non semplicemente autoaccusa o sentimenti di colpa per essere ammalato) quasi ogni giorno
   - Ridotta capacità di pensare o di concentrarsi o indecisione, quasi ogni giorno (come impressione soggettiva o come riportato da altri)
   - Pensieri ricorrenti di morte (non solo paura di morire), ricorrente ideazione suicidiaria senza un piano specifico, o un tentativo di suicidio, o l'ideazione di un piano specifico per commettere suicidio
B. I sintomi non soddisfano i criteri per un episodio misto
C. I sintomi causano disagio clinicamente significativo o compromissione del funzionamento sociale, lavorativo o di altre aree importanti
D. I sintomi non sono dovuti agli effetti fisiologici diretti di una sostanza (droga di abuso, farmaco) o di una condizione medica generale
E. I sintomi non sono meglio giustificati da lutto (perdita della persona amata), i sintomi persistono per più di due mesi, o sono caratterizzati da compromissione funzionale marcata, autosvalutazione patologica, ideazione suicidiaria, sintomi psicotici o rallentamento psicomotorio

Prevalenza della depressione nella SM

La prevalenza dei disturbi depressivi è variabile nei vari studi a seconda della coorte di pazienti osservati e dei metodi usati.

Alcuni autori hanno valutato la frequenza della depressione prima dell'esordio dei disturbi neurologici. Whitlock e Siskind [2] hanno confrontato 30 pazienti affetti da SM con 30 pazienti affetti da altre patologie neurologiche con simile grado di disabilità, ed hanno osservato che i pazienti con SM avevano presentato più episodi di depressione severa sia prima che dopo l'esordio della malattia; lo stesso è stato osservato da Joffe e coll. [3]. Al contrario, altri autori [4-5] hanno osservato che la frequenza di depressione prima dell'esordio della

SM non differisce da quella della popolazione normale. Inoltre, Di Legge e coll. [6], hanno osservato che il 30% dei pazienti con sindrome clinicamente isolata (CIS) presentava un disturbo depressivo.

Se si considerano i pazienti con SM già diagnosticata, la prevalenza del disturbo depressivo varia in letteratura dal 27 al 54% [7], ed è tre volte più alta di quella osservata nella popolazione generale [8]. Joffe e coll. [3] hanno sottoposto 100 pazienti ambulatoriali consecutivi ad una completa valutazione psichiatrica, ed hanno osservato che il 47% dei pazienti aveva presentato almeno un episodio di depressione maggiore ed il 13% disturbi depressivi di grado lieve; al momento della valutazione il 14% presentava un disturbo depressivo mentre solo il 28% dei pazienti non aveva alcuna diagnosi psichiatrica.

Nel 1996 Sadovnick e coll. [9] hanno condotto un ampio studio su 221 pazienti valutati attraverso un'intervista psichiatrica strutturata: il 34.4% dei pazienti presentava o aveva presentato un episodio depressivo; in questa coorte di pazienti il rischio di depressione era del 30% a 40 anni e del 50% a 60 anni.

Chwastiak e coll. [10] hanno valutato 739 pazienti attraverso la "Center for Epidemiologic Studies Depression Scale" (CES-D) [11]. Il 41.8% dei pazienti presentava un punteggio superiore a 16, considerato come un valido cut-off per la presenza di sintomi depressivi clinicamente significativi [12].

Minden e coll. [13] hanno osservato che mentre nella malattia il tasso di incidenza annuale del disturbo depressivo maggiore era del 34%, la frequenza dei singoli sintomi, come depressione del tono dell'umore, collera, irritabilità e scoraggiamento, era molto più alta (42-64%); si osservava una minore frequenza di senso di colpa e di inutilità, tipici della depressione maggiore. Nel considerare i singoli sintomi occorre però molta cautela perché alcuni di essi, come ad esempio la fatica o i disturbi del sonno, possono essere attribuibili ad una sindrome depressiva così come alla SM.

Eziologia della depressione nella SM

La patogenesi dei disturbi depressivi nella SM non è chiara, tuttavia l'alta comorbidità delle due patologie suggerisce l'esistenza di un'associazione che può avere varie spiegazioni.

Genetica e depressione

Joffe e coll. [14] hanno osservato che la prevalenza di alterazione del tono dell'umore nei parenti di primo grado di pazienti con SM non differisce da quella della popolazione generale, suggerendo l'assenza di un pattern familiare.

Minden e coll. [13] hanno valutato la presenza di disturbi depressivi nella anamnesi familiare di 50 pazienti con SM: il 54% dei pazienti aveva presentato nel corso della vita almeno un episodio di depressione ed il 44% di questi aveva un familiare di primo grado affetto da depressione o alcolismo. Questo dato, secondo l'autore, era suggestivo di un legame genetico tra le due patologie.

Schiffer e coll. [15] hanno suddiviso 56 pazienti affetti da SM in tre gruppi (A, pazienti con storia familiare di disturbi dell'umore; B, pazienti con disturbi dell'umore ma senza familiarità per disturbi dell'umore; C, pazienti senza disturbi dell'umore) ed hanno confrontato le diverse frequenze dell'antigene HLA-DR. In tutti i gruppi si osservava un incremento della frequenza di DR2 e DR3, in accordo con la già dimostrata associazione tra questi antigeni e la SM. È stato osservato nel gruppo A un aumento della frequenza del DR5 ed una diminuzione di DR1 e DR4, nel gruppo C un aumento del DRw6 ed una diminuzione del DR5.

Più recentemente Sadovnick e coll. [9], pur ritrovando una prevalenza di depressione più alta nei pazienti con SM rispetto a quella nella popolazione generale (50,3%), hanno osservato che il rischio di depressione nei familiari di primo grado dei pazienti SM depressi era molto più basso di quello dei familiari di primo grado di pazienti depressi ma non affetti da SM. Questo risultato suggerisce che l'alta prevalenza di depressione nella SM non abbia alla base un chiaro legame genetico o, per lo meno, che riconosca una base genetica diversa da quella osservata nella popolazione generale.

Al contrario, in uno studio italiano condotto su 65 pazienti SM, 31 pazienti con polineuropatia e sui loro familiari di primo grado [16] è stato osservato che il 34% dei parenti dei pazienti SM depressi e solo il 14% dei parenti dei pazienti con polineuropatia depressi aveva presentato almeno un episodio di depressione suggerendo che, almeno in questo gruppo di pazienti, operino gli stessi meccanismi genetici presupposti per le famiglie con depressione.

I dati fino ad ora disponibili non permettono comunque di stabilire l'esistenza di un chiaro legame genetico tra la SM e la depressione. L'esistenza di un legame genetico tra le due condizioni può indicare una patogenesi comune, mentre l'assenza di questo legame indica che la depressione nei pazienti SM potrebbe essere secondaria alla patologia di base. Se la depressione nei pazienti SM avesse un'eziologia diversa rispetto alla depressione in pazienti non SM potrebbero esserci notevoli implicazioni per il trattamento.

Disabilità e depressione

La SM è una malattia che colpisce giovani adulti nelle fasi più produttive della vita. L'impatto della malattia sulla vita quotidiana del paziente, sulle capacità lavorative e sui rapporti interpersonali può innescare meccanismi reattivi-adattativi che possono indurre o facilitare l'insorgenza di disturbi d'ansia o disturbi del tono dell'umore. È stato quindi ipotizzato che il disturbo depressivo possa essere visto come reattivo ad una condizione disabilitante o il cui decorso rimane in larga misura imprevedibile.

Schiffer e Babigian [17] hanno osservato che la prevalenza di disturbi psichiatrici era significativamente più alta nella SM che nella sclerosi laterale amiotrofica (SLA) e nella epilessia del lobo temporale. Lo stesso risultato è stato ottenuto da Whitlock e Siskind [2] nel confronto con altre patologie neurologiche invalidanti, come le distrofie muscolari.

Sebbene la relazione tra depressione e disabilità fisica sia stata ampiamente studiata, i risultati sono controversi. Alcuni studi non hanno trovato alcuna correlazione: in particolare Rabins e coll. [18] affermano che la frequenza e la severità degli episodi depressivi sono indipendenti dal grado di disabilità misurato sulla Expanded Disability Status Scale (EDSS) [19]. Inoltre, non è stata trovata alcuna correlazione tra depressione e durata di malattia ed esacerbazioni [20]. Altri studi suggeriscono che i pazienti con più alto grado di disabilità hanno una maggiore probabilità di avere un disturbo depressivo [21, 22]. Uno studio italiano, condotto su 16 pazienti in fase precoce di malattia, ha dimostrato una significativa correlazione tra la disabilità fisica e la severità della depressione.

Stenager e coll. [24] hanno notato un aumento dei disturbi depressivi quando il punteggio all'EDSS raggiunge 5,0-6,0. Recentemente Chwastiak e coll. [10], in uno studio condotto su 739 pazienti, hanno osservato che nei soggetti con disabilità intermedia (EDSS 4,5-6,5) ed elevata (EDSS 7,0-9,5) la probabilità di avere un significativo sintomo depressivo era rispettivamente 3 e 6 volte maggiore di quella dei soggetti con disabilità minima (EDSS ≤ 4.0), mentre non si evidenziava una differenza significativa di frequenza e severità del disturbo depressivo tra i pazienti con decorso recidivante remittente (RR) e cronico progressivo (CP), correggendo per il grado di disabilità. Differenti metodi nella valutazione del deficit neurologico e della disabilità possono spiegare le discrepanze osservate in questi studi [25]. Inoltre in vari studi la valutazione neurologica e quella psichiatrica non sono state condotte nello stesso momento, il che può essere importante in una malattia ad andamento fluttuante come la SM [26].

Carico lesionale e depressione

La maggiore prevalenza della depressione nella SM rispetto ad altre malattie invalidanti, che però coinvolgono esclusivamente il midollo spinale, come i traumi o le forme degenerative, può far ipotizzare un correlato organico della depressione, legato all'interessamento di specifiche aree encefaliche.

Ampi studi suggeriscono il coinvolgimento del sistema limbico basale nella patogenesi della depressione [27]. Studi istopatologici condotti su pazienti con malattia di Parkinson (PD) e depressione hanno evidenziato un'ipocellularità nei nuclei del rafe, nel nucleo ventrale tegmentale e nel locus ceruleus, tutti associati al sistema limbico [28]. L'alterazione delle strutture troncoencefaliche della linea mediana è stata osservata anche attraverso la RM e l'ecografia transcranica [29].

Negli studi RM nella SM è stata osservata un'associazione tra depressione e coinvolgimento del lobo temporale [30], della regione parietale destra [31], della regione frontale laterale sinistra [32], del fascicolo arcuato sinistro [25] ed una correlazione con il carico lesionale totale [33].

In uno studio prospettico, Zorzon e coll. [26] hanno osservato che nei pazienti che sviluppano depressione si ha una riduzione del volume del lobo temporale destro. Non è stata invece evidenziata una correlazione tra depressione e lesioni troncoencefaliche [34].

È stato quindi suggerito che nella SM la depressione sia dovuta all'alterazione delle aree di proiezione del sistema limbico piuttosto che ai suoi nuclei ed alle loro interconnessioni [34]. Infatti, le lesioni tipiche della malattia possono causare la disconnessione di aree corticali e sottocorticali che sono coinvolte nelle funzioni del sistema limbico [35]. In futuro, saranno quindi importanti studi di correlazione tra la depressione e le immagini di RM funzionale, PET e SPECT, in grado di rilevare la compromissione funzionale del network neuronale coinvolto nel controllo dell'umore, anche in assenza di lesioni anatomiche rilevabili con le tecniche convenzionali.

Disregolazione immunitaria e depressione

La relazione tra depressione e sistema immunitario è stata ampiamente studiata. Il disturbo depressivo è in genere associato ad una minore attività delle cellule natural killer (NK), ad un basso numero di NK, linfociti B e linfociti $CD8^+$, ad un alto numero di linfociti $CD4^+$ e ad un alto rapporto $CD4^+/CD8^+$ [36, 37]. Inoltre, è stato osservato che una maggiore produzione di interferone (IFN) γ è associata ad una maggior gravità dei sintomi depressivi [38].

L'IFNγ è una citochina proinfiammatoria prodotta dai linfociti $CD4^+CD8^-$ Th1, che hanno un ruolo principale nella patogenesi della SM [39]. È stato osservato che la somministrazione di questa citochina scatena le ricadute cliniche [40], che i suoi livelli aumentano nel periodo antecedente alla ricaduta [41] o alla comparsa di nuove lesioni alla RM [42] e che alti livelli di IFNγ sono associati ad una progressione più rapida della malattia [43].

Il coinvolgimento del sistema immunitario nella depressione è complesso. Nei pazienti con disturbi depressivi si osserva una riduzione dei livelli di serotonina a cui si associa una diminuzione dei livelli di β-endorfine; questa riduzione inibisce l'attività immunosoppressiva con conseguente attivazione del sistema immunitario. È interessante notare che nella SM è stata osservata una diminuzione dei livelli di endorfine [44].

Nella depressione è stata osservata una diminuzione ed una disfunzione dei recettori dei glicocorticoidi nell'ippocampo e nell'ipotalamo [45, 46] in parte responsabile della mancata risposta al test al desametasone osservata nei pazienti con disturbi dell'umore e altri disturbi psichiatrici. Una disfunzione dell'asse ipotalamo-ipofisi-surrene è stata osservata anche nella SM con assenza di soppressione del rilascio di cortisolo dopo somministrazione di desametazone [47, 48], incremento del cortisolo plasmatico e urinario [49] e, su serie autoptiche, un maggior numero di neuroni producenti *corticotropin-releasing hormone* (CRH) a livello dei nuclei ipotalamici paraventricolari e nelle surreni [50, 51].

È noto che il sistema ipotalamo-ipofisi-surrene modula i processi infiammatori ed il sistema immunitario [52], quindi uno squilibrio di questo asse può portare ad alterazione del sistema immunitario; ad esempio, è stato osservato che nei ratti, l'assenza del recettore per l'IL1, potente attivatore del CRH, aumenta la predisposizione alle malattie autoimmuni [53].

Questi studi sembrano quindi indicare che le due patologie abbiano dei meccanismi patogenetici in comune. Questa relazione potrebbe però essere più complessa. Nello studio condotto da Zephir e coll. [54] la depressione è risultata essere un fattore predittivo della progressione della malattia. Mohr e coll. [55], hanno esaminato in 14 pazienti SM a decorso RR la relazione tra depressione, trattamento antidepressivo e IFNγ. È stato osservato che il punteggio al BDI era correlato con la produzione di IFNγ; inoltre, con il trattamento antidepressivo i livelli di depressione e di IFNγ diminuivano significativamente ($p \leq 0,03$). Gli autori hanno quindi ipotizzato che il trattamento antidepressivo, riducendo i livelli di IFNγ, possa influenzare anche l'evoluzione clinica della malattia.

Interferone e depressione

Oltre ai dati già citati sul ruolo dell'IFNγ, è stato osservato che anche l'IFN α può indurre la comparsa o il peggioramento di disturbi depressivi, soprattutto nel primo mese di terapia [56]. Il meccanismo attraverso il quale l'IFN possa determinare la depressione non è noto, si può tuttavia pensare che l'alterazione del network delle citochine indotta dal trattamento possa in qualche modo influenzare anche il sistema serotoninergico e adrenergico, coinvolti nella patogenesi della depressione.

I risultati degli studi condotti sull'IFNβ sono contraddittori e non è chiaro se la comparsa o il peggioramento del disturbo depressivo dopo l'inizio della terapia sia da attribuire direttamente al farmaco o alla delusione delle aspettative nei risultati della terapia.

Feinstein e coll. [57] hanno osservato che la presenza di depressione in pazienti che iniziano un trattamento con l'IFNβ–1b è nella maggior parte dei casi associata con storia precedente di disturbi psichiatrici. In accordo, Mohr e coll. [58] hanno osservato che l'incremento della depressione dopo l'inizio del trattamento con IFNβ-1a è correlato con il livello di depressione osservato 2 settimane prima l'inizio del trattamento; inoltre, i pazienti con una storia recente di depressione sono a rischio di incremento della depressione entro 2 mesi dall'inizio della terapia, anche se al momento dell'inizio non sono depressi.

IFNβ-1b - Betaferon®

Nello studio nordamericano condotto su 372 pazienti RR trattati con IFNβ-1b o placebo, in 5 anni sono stati osservati 1 suicidio e 4 tentati suicidi, tutti nel braccio con trattamento attivo. Comunque, la differenza non era statisticamente significativa [59].

Nello studio Europeo condotto su 768 pazienti secondari progressivi (SP) in trattamento con IFNβ-1b o placebo non è stata osservata una differenza significativa di insorgenza o peggioramento della depressione tra i due gruppi. Nel gruppo placebo sono stati osservati 1 suicidio e 4 tentati suicidi, mentre nel gruppo trattato con IFNβ-1b 1 suicidio e 2 tentati suicidi [60].

In uno studio in aperto condotto su 72 pazienti trattati con IFNβ-1b è stata osservato che la depressione, la fatica e il decorso progressivo sono fattori strettamente associati con l'interruzione del trattamento [61]. I pazienti che presentano un episodio depressivo o un peggioramento di un preesistente disturbo dell'umore, sono più a rischio di interrompere il trattamento di quelli che presentano altri eventi avversi, come i sintomi simil-influenzali o le reazioni nel sito di iniezione [61, 62].

Mohr e coll. [63], hanno somministrato il Self-report Follow-up Betaseron Questionnaire (FBQ) a 85 pazienti che avevano iniziato il trattamento con IFNβ-1b da 6 mesi ed hanno osservato che un nuovo episodio depressivo o un peggioramento del preesistente, era strettamente correlato con l'interruzione della terapia ($\chi^2 = 6,19$; $p = 0,02$). Tuttavia, il trattamento della depressione con farmaci o con psicoterapia riduceva il rischio di interruzione della terapia con IFNβ-1b.

Più recentemente Borras e coll. [64], hanno somministrato la Hamilton Depression Rating Scale (HDRS) [65], il Beck Depression Inventory (BDI) [66] e lo State-Trait Anxiety Inventory (STAI) [67] all'inizio della terapia con IFNβ-1b, a 1 anno ed a 2 anni. Gli autori hanno osservato una diminuzione dei punteggi nelle scale della depressione ad 1 anno ed in tutte le scale al secondo anno, dimostrando un significativo miglioramento nello stato emotivo dei pazienti durante il periodo di trattamento.

IFNβ-1a

Sia nello studio pilota con Avonex® [68] che nello studio pilota con Rebif® [69] non è stata osservata alcuna differenza nel punteggio alla BDI tra i pazienti in trattamento attivo e i pazienti trattati con placebo.

In uno studio recente, condotto su 121 pazienti in terapia con Avonex® [52], non è stato osservato un significativo aumento del punteggio al BDI somministrato all'inizio della terapia e dopo 1 anno di trattamento; inoltre, in questa coorte di pazienti non è stata osservata alcuna ideazione suicidiaria.

In un sottogruppo di pazienti dello studio PRISMS (267 pazienti su 560) [70] è stato osservato che nei tre gruppi di trattamento (placebo, Rebif 22®, Rebif 44®) dopo 6, 12, 18 e 24 mesi non c'era un cambiamento significativo nel punteggio alla Center for Epidemiological Studies Depression Rating Scale (CES-D) [11]. Anche nello studio SPECTRIMS condotto in pazienti SP non si sono osservate differenze significative nel punteggio al CES-D nei 3 gruppi di trattamento (Rebif 22®, Rebif 44® e placebo) [71].

Il trattamento con IFN è dunque considerato controindicato solo in pazienti con grave depressione e ideazione suicidiaria, presente al momento della valutazione o risolta solo da poco tempo. La comparsa di un disturbo depressivo durante il trattamento con IFN impone un trattamento specifico; infatti il precoce riconoscimento e trattamento del disturbo depressivo, oltre a migliorare la qualità della vita del paziente, è una strategia efficace per migliorare l'aderenza alla terapia.

Storia naturale

I disturbi psichiatrici possono costituire, seppur raramente, il sintomo d'esordio della SM [2]. In uno studio di popolazione il 16% dei pazienti affetti da SM aveva consultato uno psichiatra nel periodo compreso tra l'esordio dei sintomi e la diagnosi [72]. Nella grande maggioranza dei casi si tratta di disturbi psicotici, raramente di disturbi depressivi o d'ansia [73].

Nel corso della malattia i momenti particolarmente a rischio di sviluppo di depressione sono la fase di inquadramento diagnostico, il periodo che segue la diagnosi, le ricadute cliniche e la fase di progressione di malattia [74].

Nelle fasi precoci della malattia si osserva una bassa morbidità psichiatrica, con tassi di prevalenza simili a quelli della popolazione generale [75]. Feinstein e coll. [76] hanno seguito per 5 anni 44 pazienti fin dal primo episodio di malattia ed hanno osservato che solo i pazienti che sviluppavano SM presentavano, durante il follow-up, disturbi depressivi. Inoltre i pazienti che avevano assunto un decorso progressivo avevano punteggi sulle scale di depressione 3 volte più alti di quelli con decorso recidivante-remittente.

Più recentemente Di Legge e coll. [6] hanno condotto uno studio su 37 pazienti con CIS ad alto rischio di sviluppare SM, per valutare la presenza di disturbi d'ansia e di depressione e l'associazione tra questi disturbi e l'attività di malattia, clinica e di risonanza magnetica (RM). Ai pazienti sono stati somministrati, alla visita basale e dopo un follow-up medio di circa 3 anni, il BDI [66] e lo STAI [67]. I risultati sono stati confrontati con quelli ottenuti in 36 soggetti normali con analoghe caratteristiche socio-demografiche. Alla visita basale i pazienti CIS hanno ottenuto punteggi al BDI significativamente più alti rispetto a quelli dei controlli (7.1 vs 4,3; p = 0,005). Il 30% dei pazienti ed il 5% dei controlli presentava un punteggio al BDI > 9 (definito dagli autori come cut-off) (p = 0,007). Non si rilevava alcuna correlazione tra il punteggio ottenuto alla visita basale ed il sesso, l'età d'esordio, l'EDSS ed i sintomi d'esordio, mentre si osservava una modesta correlazione tra il punteggio del BDI e l'età (r = 0,31; p = 0,009). Il punteggio ottenuto nei questionari non correlava neppure con il carico lesionale totale misurato in T1 e T2, con il numero ed il volume delle lesioni che assumevano Gd, ma esisteva una correlazione tra la severità della depressione ed il carico lesionale in T2 nel lobo temporale destro (r = 0,46; p = 0,005), in accordo con quanto osservato da altri autori [18, 34]. Al follow-up i pazienti CIS continuavano a presentare un punteggio BDI più alto dei controlli (7,8 vs 4,3; p = 0.01); degli 11 pazienti depressi alla visita basale, 7 avevano mostrato spontaneamente un rientro nel range di normalità, mentre 12 dei 26 pazienti che non erano depressi ottenevano un punteggio BDI superiore al cut-off: in complesso, al follow-up 16 pazienti (43%) risultavano depressi. Alla visita basale i livelli di ansia erano più alti nei pazienti rispetto ai controlli (46,6 vs 44,2; p = 0,03), mentre al follow-up non c'erano differenze significative tra i due gruppi. Come suggerito da altri autori, l'ansia e l'angoscia caratteristiche delle fasi di incertezza diagnostica diminuiscono quando viene definita la diagnosi [77]; in genere i pazienti mostrano un rapido adattamento alla situazione, attraverso l'adozione di strategie simili a quelle utilizzate dai soggetti normali [78]; questo è stato dimostrato anche da Chwastiak e coll. [10] che hanno osservato che i soggetti con una breve durata di malattia (definita come 10 anni inferiore a quella della media del campione, 12.9) hanno un maggior rischio di presentare un disturbo depressivo rispetto a quelli con più lunga durata di malattia (OR 1,36; p < 0.02). In questo studio non si osservavano differenze significative nei punteggi depressivi basali tra i pazienti che avevano presentato una ricaduta (19; 51%) e quelli liberi da ricadute. Quindi la depressione e l'ansia non sembrano costituire fattore di rischio per lo sviluppo di SM. Al contrario, durante il follow-up i pazienti con ricaduta erano più frequentemente depressi di quelli rimasti liberi da ricaduta (p = 0,001): infatti, sviluppavano un disturbo depressivo 10 pazienti con ricaduta (42%) e 2 pazienti liberi da ricaduta (11%) (p = 0,05).

Suicidio

Nel 1991 Sadovnick e coll. [79] hanno condotto uno studio volto a valutare le cause di morte in pazienti con SM. In una popolazione di 3.126 pazienti, seguiti per circa 16 anni in due Centri canadesi, sono stati identificati 145 decessi; in 119 casi la causa di morte era nota. In 56 soggetti (47,1%) la morte era attribuibile a complicazioni della SM, come infezioni, polmonite ab-ingestis ed embolia pomonare. Sessantatrè decessi (52,9%) non erano direttamente correlabili alla SM: 19 pazienti su 63 (30,2%) erano deceduti per neoplasie maligne, 13 (20,6%) per infarto miocardico acuto, 7 (5,9%) per stroke. Sono stati classificati come suicidio 18 decessi (28,6%; 15,1% sul totale dei 119 casi); inoltre in 2 dei 6 casi classificati come "miscellanea" il suicidio era stato sospettato ma non chiaramente dimostrato. In questo studio, nei pazienti con SM la proporzione di decessi dovuti al suicidio è risultata 7,5 volte quella della popolazione generale.

Stenager e coll. [80] hanno valutato una coorte di 5.525 pazienti tra il 1953 ed il 1985. Alla fine del 1985 risultavano deceduti 1.444 pazienti; 53 decessi (3,6%) erano classificati come suicidi. Il rischio di suicidio in questa coorte era circa del 2%, quasi il doppio (OR 1,83) di quello della popolazione generale. Il rischio maggiore si osservava nei maschi con esordio di malattia ad un'età inferiore ai 30 anni (OR 2,73). La maggior parte dei suicidi (25 su 53) si osservava entro i primi 5 anni dalla diagnosi, in accordo con quanto osservato in uno studio precedente [81].

Recentemente Feinstain [82] ha esaminato l'intento suicida in 140 pazienti, attraverso lo Structured Clinical Interview for DSM-IV (SCID-IV) [83] e tre domande derivate dalla Beck Suicide Scale [84]. In questa coorte di pazienti il 36,4% aveva presentato almeno un episodio di depressione maggiore, il 35,7% di disturbi d'ansia e il 22,1% dei pazienti aveva sia disturbi d'ansia che dell'umore. La prevalenza dell'intento suicida era del 28,6% (40 soggetti) ma "solo" il 6,4% dei pazienti (9) aveva effettivamente tentato il suicidio. Confrontando il gruppo di pazienti con intento suicida con quello dei pazienti senza intento suicida, è stato osservato che i primi più frequentemente vivevano da soli, presentavano stress elevato, avevano familiarità per disturbi psichiatrici, avevano avuto almeno un episodio di depressione maggiore e/o di disturbo d'ansia, o avevano una storia di abuso d'alcool. Sono risultate variabili predittive indipendenti dell'intento suicida l'isolamento sociale, la gravità della depressione e l'abuso di alcool; al contrario di quanto osservato negli studi psichiatrici sulla popolazione generale [85], non è stata trovata una correlazione significativa con la disabilità fisica ed il deterioramento cognitivo.

Sebbene il rischio di suicidio sia statisticamente più alto nella SM rispetto alla popolazione generale, il numero attuale di pazienti che si sono suicidati è molto ridotto. Il suicidio è più frequente nei pazienti depressi, ma l'assenza di depressione clinicamente evidente non esclude il rischio di suicidio.

Conclusioni

Circa la metà dei pazienti affetti da SM presenta nel corso della propria vita un episodio di depressione maggiore; inoltre, il rischio di suicidio nella SM è più alto rispetto a quello della popolazione generale. Gli studi fino ad ora effettuati non permettono di stabilire l'esistenza di un chiaro legame genetico tra le due malattie, così come la presenza di una correlazione tra lesioni di specifiche aree cerebrali e lo sviluppo di depressione. Al contrario, l'alterazione del sistema immunitario, in associazione con la disfunzione dell'asse ipotalamo-ipofisario, può costituire il meccanismo che spiega l'alta frequenza di depressione nella SM. È inoltre da considerare una forma reattiva in cui sarebbe più evidente il ruolo della disabilità, del decorso e della durata di malattia, nonché dei fattori psicosociali e delle caratteristiche personologiche premorbose.

Il trattamento con IFN non è controindicato in presenza di sintomi depressivi, ma solo se il paziente ha una depressione grave con intento suicidiario.

La depressione rappresenta una fonte considerevole di morbidità e mortalità nella SM. Il precoce riconoscimento e trattamento del disturbo depressivo permette quindi di migliorare la qualità della vita del paziente e di garantire una maggiore adesione alle terapie.

Bibliografia

1. American Psychiatric Association (1994) Diagnostic and Statistical Manual of the American Psychiatric Association Fourth Edition. American Psychiatric Press, Washington DC
2. Whitlock FA, Siskind MM (1980) Depression as a major symptom of multiple sclerosis. J Neurol Neurosurg Psychiatry 43:861-865
3. Joffe RT, Lippert GP, Gray TA et al (1987) Mood disorder and multiple sclerosis. Arch Neurol 44:376-378
4. Ron MA, Logsdail SJ (1989) Psychiatric morbidity in multiple sclerosis: a clinical and MRI study. Psychol Med 19:887-895
5. Rush AJ, Beck A, Kovacs M, Hollon SD (1977) Comparative efficacy of cognitive therapy and pharmacotherapy in the treatmente of depressed otu-patients. Cogn Ther Res 1:17-37
6. Di Legge S, Piattella MC, Pozzilli C et al (2003) Longitudinal evaluation of depression and anxiety in patients with clinically isolated syndrome at high risk of developing early multiple sclerosis. Mult Scler 9:302-306
7. Minden SL, Schiffer RB (1990) Affective disorders in multiple sclerosis. Review and recommendations for clinical research. Arch Neurol 47:98-104
8. Kessler RC, McGonagle KA, Zhao S et al (1994) Lifetime and 12-month prevalence of DSM-III-R psychiatric disorders in the United States. Results from the National Comorbidity Survey. Arch Gen Psychiatry 51:8-19
9. Sadovnick AD, Remick RA, Allen J et al (1996) Depression and multiple sclerosis. Neurology 46:628-632
10. Chwastiak L, Ehde DM, Gibbons LE et al (2002) Depressive symptoms and severity of illness in multiple sclerosis: epidemiologic study of a large community sample. Am J Psychiatry 159:1862-1868
11. Myers JK, Weissman MM (1980) Use of a self-report symptom scale to detect depression in a community sample. Am J Psychiatry 137:1081-1084
12. Weissman MM, Sholomskas D, Pottenger M et al (1977) Assessing depressive symptoms in five psychiatric populations: a validation study. Am J Epidemiol 106:203-214
13. Minden SL, Orav J, Reich P (1987) Depression in multiple sclerosis. Gen Hosp Psychiatry 9:426-434
14. Joffe RT, Lippert GP, Gray TA et al (1987) Personal and family history of affective illness in patients with multiple sclerosis. J Affect Disord 12:63-65
15. Schiffer RB, Weitkamp LR, Wineman NM, Guttormsen S (1988) Multiple sclerosis and affective disorder. Family history, sex, and HLA-DR antigens. Arch Neurol 45:1345-1348
16. Salmaggi A, Palumbo R, Fontanillas L et al (1998) Affective disorders and multiple sclerosis: a controlled study on 65 Italian patients. Ital J Neurol Sci 19:171-175
17. Schiffer RB, Babigian HM (1984) Behavioral disorders in multiple sclerosis, temporal lobe epilepsy, and amyotrophic lateral sclerosis. An epidemiologic study. Arch Neurol 41:1067-1069
18. Rabins PV, Brooks BR, O'Donnell P et al (1986) Structural brain correlates of emotional disorder in multiple sclerosis. Brain 109:585-597
19. Kurtzke JF (1983) Rating neurologic impairment in multiple sclerosis: an expanded disability status scale (EDSS). Neurology 33:1444-1452

20. Moller A, Wiedemann G, Rohde U et al (1994) Correlates of cognitive impairment and depressive mood disorder in multiple sclerosis. Acta Psychiatr Scand 89:117-121
21. Surridge D (1969) An investigation into some psychiatric aspects of multiple sclerosis. Br J Psychiatry 115:749-764
22. McIvor GP, Riklan M, Reznikoff M (1984) Depression in multiple sclerosis as a function of length and severity of illness, age, remissions, and perceived social support. J Clin Psychol 40:1028-1033
23. Millefiorini E, Padovani A, Pozzilli C et al (1992) Depression in the early phase of MS: influence of functional disability, cognitive impairment and brain abnormalities. Acta Neurol Scand 86:354-358
24. Stenager E, Knudsen L, Jensen K (1989) Correlation of Beck Depression Inventory score, emotional disturbance, and duration of multiple sclerosis. In:Jensen K, Knudsen L, Stenager E, Grant I (eds). Mental Disorders and Cognitive Deficits in Multiple Sclerosis. John Libbey, London, pp 1138-1141
25. Pujol J, Bello J, Deus J et al (1997) Lesions in the left arcuate fasciculus region and depressive symptoms in multiple sclerosis. Neurology 49:1105-1110
26. Zorzon M, Zivadinov R, Nasuelli D et al (2002) Depressive symptoms and MRI changes in multiple sclerosis. Eur J Neurol 9:491-496
27. Mayberg HS (1997) Limbic-cortical dysregulation: a proposed model of depression. J Neuropsychiatry Clin Neurosci 9:471-481
28. Chan-Palay V (1993) Depression and dementia in Parkinson's disease. Catecholamine changes in the locus ceruleus, a basis for therapy. Adv Neurol 60:438-446
29. Berg D, Supprian T, Hofmann E et al (1999) Depression in Parkinson's disease: brainstem midline alteration on transcranial sonography and magnetic resonance imaging. J Neurol 246:1186-1193
30. Honer WG, Hurwitz T, Li DKB et al (1987) Temporal lobe involvement in multiple sclerosis patients with psychiatric disorders. Arch Neurol 44:187-190
31. Rao SM, Reingold SC, Ron MA et al (1993) Workshop on neurobehavioral disorders in multiple sclerosis. Arch Neurol 50:658-662
32. Absher JR (1990) Clinico-analysis of patients with multiple sclerosis and depression. Neurology 40:305-381
33. Reischies FM, Baum K, Brau H et al (1988) Cerebral magnetic resonance imaging Ændings in multiple sclerosis. Relation to disturbance of affect, drive and cognition. Arch Neurol 45:1114-1116
34. Berg D, Supprian T, Thomae J et al (2000) Lesion pattern in patients with multiple sclerosis and depression. Mult Scler 6:156-162
35. Sabatini U, Pozzilli C, Pantano P et al (1996) Involvement of the limbic system in multiple sclerosis patients with depressive disorders. Biol Psychiatry 39:970-975
36. Herbert TB, Cohen S (1993) Depression and immunity: a meta-analytic review. Psychol Bull 113:472-486
37. Cohen S, Herbert TB (1996) Health psychology: psychological factors and physical disease from the perspective of human psychoneuroimmunology. Annu Rev Psychol 47:113-142
38. Seidel A, Arolt V, Hunstiger M et al (1996) Increased CD56+ natural killer cells and related cytokines in major depression. Clin Immunol Immunopathol 78:83-85
39. Hohlfeld RE, Meinl F, Weber F (1995) The role of autoimmune T lymphocytes in the pathogenesis of multiple sclerosis. Neurology 45:S33-S38
40. Panitch HS, Hirsch RL, Schindler J, Johnson KP (1987) Treatment of multiple sclerosis with gamma interferon: exacerbations associated with activation of the immune system. Neurology 37:1097-1102

41. Lu CZ, Jensen MA, Arnason BG (1993) Interferon gamma- and interleukin-4-secreting cells in multiple sclerosis. J Neuroimmunol 46:123-128
42. Martino G, Grohovaz F, Brambilla E et al (1998) Proinflammatory cytokines regulate antigen-independent T-cell activation by two separate calcium-signaling pathways in multiple sclerosis patients. Ann Neurol 43:340-349
43. Balashov KE, Smith DR, Khoury SJ et al (1997) Increased interleukin 12 production in progressive multiple sclerosis: induction by activated CD4+ T cells via CD40 ligand. Proc Natl Acad Sci USA 94(2):599-603
44. Caputo D, Ferrante P (1991) Decreased beta-endorphin levels in peripheral blood cells of multiple sclerosis patients. Int. Cong. Int. Soc. Neuroimmunology Israel
45. Holsboer F, Grasser A, Friess E, Wiedemann K (1994) Steroid effects on central neurons and implications for psychiatric and neurological disorders. Ann N Y Acad Sci 746:345-359
46. Heuser I, Yassouridis A, Holsboer F (1994) The combined dexamethasone/CRH test: a refined laboratory test for psychiatric disorders. J Psychiatr Res 28:341-356
47. Reder AT, Lowy MT, Meltzer HY, Antel JP (1987) Dexamethasone suppression test abnormalities in multiple sclerosis: relation to ACTH therapy. Neurology 37:849-853
48. Fassbender K, Schmidt R, Mossner R et al (1998) Mood disorders and dysfunction of the hypothalamic-pituitary-adrenal axis in multiple sclerosis: association with cerebral inflammation. Arch Neurol 55:66-72
49. Michelson D, Stone L, Galliven E et al (1994) Multiple sclerosis is associated with alterations in hypothalamic-pituitary-adrenal axis function. J Clin Endocrinol Metab 79:848-853
50. Purba JS, Raadsheer FC, Hofman MA et al (1995) Increased number of corticotropin-releasing hormone expressing neurons in the hypothalamic paraventricular nucleus of patients with multiple sclerosis. Neuroendocrinology 62:62-70
51. Reder AT, Makowiec RL, Lowy MT (1994) Adrenal size is increased in multiple sclerosis. Arch Neurol 51:151-154
52. Mason D, MacPhee I, Antoni F (1990) The role of the neuroendocrine system in determining genetic susceptibility to experimental allergic encephalomyelitis in the rat. Immunology 70:1-5
53. Sacerdote P, Bianchi M, Manfredi B, Panerai AE (1994) Intracerebroventricular interleukin-1 alpha increases immunocyte beta-endorphin concentrations in the rat: involvement of corticotropin-releasing hormone, catecholamines, and serotonin. Endocrinology 135:1346-1352
54. Zephir H, De Seze J, Stojkovic T et al (2003) Multiple sclerosis and depression: influence of interferon beta therapy. Mult Scler 9:284-288
55. Mohr DC, Goodkin DE, Islar J et al (2001) Treatment of depression is associated with suppression of nonspecific and antigen-specific T(H)1 responses in multiple sclerosis. Arch Neurol 58:1081-1086
56. Cassidy EM, O'Keane V (2000) Depression and interferon-alpha therapy. Br J Psychiatry 176:494
57. Feinstein A, O'Connor P, Feinstein K.(2002) Multiple sclerosis, interferon beta-1b and depression A prospective investigation. J Neurol 249:815-820
58. Mohr DC, Likosky W, Dwyer P et al (1999) Course of depression during the initiation of interferon beta-1a treatment for multiple sclerosis. Arch Neurol 56:1263-1265
59. IFNB Multiple Sclerosis Study Group (1993) Interferon beta-1b is effective in relapsing-remitting multiple sclerosis: I. Clinical results of a multicenter, randomized, double-blind, placebo-controlled trial. Neurology 43:655-661

60. European Study Group on interferon beta-1b in secondary progressive MS (1998) Placebo-controlled multicentre randomised trial of interferon beta-1b in treatment of secondary progressive multiple sclerosis. Lancet 352:1491-1497
61. Neilley LK, Goodin DS, Goodkin DE, Hauser SL (1996) Side effect profile of interferon beta-1b in MS: results of an open label trial. Neurology 46:552-554
62. Mohr DC, Goodkin DE, Likosky W et al (1996) Therapeutic expectations of patients with multiple sclerosis upon initiating interferon beta-1b: relationship to adherence to treatment. Mult Scler 2:222-226
63. Mohr DC, Goodkin DE, Likosky W et al (1997) Treatment of depression improves adherence to interferon beta-1b therapy for multiple sclerosis. Arch Neurol. 54:531-533
64. Borras C, Rio J, Porcel J et al (1999) Emotional state of patients with relapsing-remitting MS treated with interferon beta-1b. Neurology 52:1636-1639
65. Hamilton M (1967) Development of a rating scale for primary depressive illness. Br J Soc Clin Psychol 6:278–296
66. Beck AT, Ward CH, Mendelson M et al (1961) An inventory for measuring depression. Arch Gen Psychiatry 4:561–571
67. Spielberger CD, Gorsuch RL, Lushene RE (1970) STAI manual for the State Trait Anxiety Inventory. Consulting Psychologists Press Inc, Palo Alto, CA
68. Jacobs LD, Cookfair DL, Rudick RA et al (1996) Intramuscolar interferon beta-1a for disease progression in relapsing multiple sclerosis. Ann Neurol 39:285-294.
69. PRISMS (Prevention of Relapses and Disability by Interferon beta-1a Subcutaneously in Multiple Sclerosis) StudyGroup (1998) Randomised double-blind placebo-controlled study of interferon beta-1a in relapsing/remitting multiple sclerosis. Lancet 352:1498-1504
70. Patten SB, Metz LM (2001) Interferon beta-1 a and depression in relapsing-remitting multiple sclerosis: an analysis of depression data from the PRISMS clinical trial. Mult Scler 7:243-248
71. Patten SB, Metz LM, SPECTRIMS Study Group (2002) Interferon beta1a and depression in secondary progressive MS: data from the SPECTRIMS Trial. Neurology 59:744-746
72. Skegg K, Corwin PA, Skegg DCG (1988) How often is multiple sclerosis mistaken for a psychiatric disorder? Psychological Medicine 18:733-736
73. Stenager E, Jensen K (1988) Multiple sclerosis: correlation of psychiatric admissions to onset of initial symptoms. Acta Neurol Scand 77:414-417
74. Stenager E, Knudsen L, Jensen K (1991) Multiple sclerosis: the impact of physical impairment and cognitive dysfunction on social and sparetime activities. Psychother Psychosom 56:123-128
75. Lyon-Caen O, Jouvent R, Hauser S et al (1986) Cognitive function in recent-onset demyelinating diseases. Arch Neurol 43:1138-1141
76. Feinstein A, Kartsounis LD, Miller DH et al (1992) Clinically isolated lesions of the type seen in multiple sclerosis: a cognitive, psychiatric, and MRI follow up study. J Neurol Neurosurg Psychiatry 55:869-876
77. O'Connor P, Detsky AS, Tansey C, Kucharczyk W (1994) Effect of diagnostic testing for multiple sclerosis on patient health perceptions. Rochester-Toronto MRI Study Group. Arch Neurol 51:46-51
78. Jean VM, Beatty WW, Paul RH, Mullins L (1997) Coping with general and disease-related stressors by patients with multiple sclerosis: relationships to psychological distress. Mult Scler 3:191-196
79. Sadovnick AD, Eisen K, Ebers GC, Paty DW (1991) Cause of death in patients attending multiple sclerosis clinics. Neurology. 41:1193-1196

80. Stenager EN, Stenager E, Koch-Henriksen N et al (1992) Suicide and multiple sclerosis: an epidemiological investigation. J Neurol Neurosurg Psychiatry 55:542-545
81. Stenager EN, Stenager E, Jensen K (1991) Suizid bei patienten mit Multipler Sclerose. In: Wedler H, Muller HJ (eds) Krankheit und Suizid. Roderer, Regensburg, pp 171-176
82. Feinstein A (2002) An examination of suicidal intent in patients with multiple sclerosis. Neurology. 59:674-678
83. First MB, Spitzer RL, Gibbon M, Williams JBW (1994) Structured Clinical Interview for Axis 1 DSM-IV Disorders–Patient Edition (SCID-I/P, version 2.0).Biometrics Research Department, New York State Psychiatric Institute New York
84. Beck AT, Steer RA, Ranieri WF (1988) Scale for suicide ideation: psychometric properties of a self-report version. J Clin Psychol 44:499–505
85. Feinstein A, Youl B, Ron M (1992) Acute optic neuritis. A cognitive and magnetic resonance imaging study. Brain 115:1403-1415

3 Disturbi bipolari

E. Portaccio, V. Zipoli, M. P. Amato

Tra i disturbi dell'umore presenti in pazienti con sclerosi multipla (SM) sono descritti anche i disturbi bipolari. Nel *disturbo bipolare*, il paziente alterna fasi di depressione a fasi di mania o ipomania, in cui il tono dell'umore è esageratamente elevato. Gli *episodi di mania* sono caratterizzati da una spiccata sensazione di benessere, potenza e sicurezza, non relazionabili all'esperienza vissuta, fluttuanti spesso in condizioni di irritabilità e aggressività. A questi aspetti si associano vere e proprie manifestazioni psicotiche con comportamenti antisociali, pensiero e percezione deliranti, confusione e stupore. Nell'episodio ipomaniacale, invece, lo stato euforico e di benessere, analogo a quello dell'*episodio maniacale*, è di intensità minore e non comporta la presenza di compromissione socio-lavorativa, mentre il giudizio di realtà è solo modicamente alterato. I criteri diagnostici secondo il Diagnostic and Statistical Manual of Mental Disorder (DSM-IV) [1] per gli episodi maniacali e ipomaniacali sono riportati nelle Tabelle 1 e 2.

Il disturbo bipolare che si verifica in corso di SM, rientra nella categoria diagnostica del *disturbo dell'umore dovuto ad una condizione medica generale* (Tabella 3) [1], che designa quelle situazioni in cui il disturbo insorge in rapporto cronologico con una patologia fisica. La suddivisione in alterazioni dell'umore "primarie" e "secondarie" è tuttavia messa in discussone: non si può escludere infatti che la condizione medica generale costituisca un fattore scatenante un disturbo primario dell'umore. In questi casi, spesso è infatti possibile identificare nella storia del paziente pregressi episodi anche subclinici ed una familiarità positiva per patologa psichiatrica.

Gli episodi maniacali nei pazienti con SM devono essere distinti dalle manifestazioni psicotiche vere e proprie, di tipo non affettivo, nei quali il paziente appare più agitato, senza una prominente e persistente alterazione del tono dell'umore. Un'altra condizione frequente nel paziente con SM e che può essere confusa con manifestazioni di tipo maniacale è la sensazione di benessere e di noncuranza verso la malattia, definita come euforia [2]. Questa condizione, un tempo ritenuta quasi patognomonica dello stato mentale nel paziente con SM, è caratterizzata da uno stato di labilità emotiva e di ottimismo incongruo, ma non presenta l'iperattività motoria e le fluttuazioni tipiche invece del disturbo bipolare.

Tabella 1. Criteri diagnostici per l'episodio maniacale secondo il DSM-IV (1994)

A. Un periodo definito di umore anormalmente e persistentemente elevato, espansivo o irritabile, della durata di almeno una settimana (o di qualsiasi durata se è necessaria l'ospedalizzazione)
B. Durante il periodo di alterazione dell'umore, tre (o più) dei seguenti sintomi sono stati persistenti e presenti ad un livello significativo (quattro se l'umore è solo irritabile):
  - Autostima ipertrofica o grandiosità
  - Diminuito bisogno di sonno (per es., si sente riposato dopo solo tre ore di sonno)
  - Maggiore loquacità del solito oppure spinta continua a parlare
  - Fuga delle idee o esperienza soggettiva che i pensieri si succedano rapidamente
  - Distraibilità (cioè l'attenzione è troppo facilmente deviata da stimoli esterni non importanti o non pertinenti)
  - Aumento dell'attività finalizzata (sociale, lavorativa, scolastica o sessuale) oppure agitazione psicomotoria
  - Eccessivo coinvolgimento in attività ludiche che hanno un alto potenziale di conseguenza dannose (per es., eccessi nel comprare, comportamento sessuale sconveniente, investimenti in affari avventati)
C. I sintomi non soddisfano i criteri per l'episodio misto
D. L'alterazione dell'umore è sufficientemente grave da causare una marcata compromissione del funzionamento lavorativo o delle attività sociali abituali o delle relazioni interpersonali, o da richiedere l'ospedalizzazione per prevenire danni a sé e agli altri, oppure sono presenti manifestazioni psicotiche
E. I sintomi non sono dovuti agli effetti fisiologici diretti di una sostanza (per es., una droga da abuso, un farmaco o un altro trattamento) o di una condizione medica generale (per es., ipertiroidismo)

Nota: Episodi simil-maniacali chiaramente indotti da un trattamento somatico antidepressivo (per es., farmaci, terapia elettroconvulsivante, light therapy), non dovrebbero essere considerati per una diagnosi di Disturbo Bipolare I

Tabella 2. Criteri diagnostici per l'episodio ipomaniacale secondo il DSM-IV (1994)

A. Un periodo definito di umore anormalmente e persistentemente elevato, espansivo o irritabile, che dura ininterrottamente per almeno quattro giorni e che è chiaramente diverso dall'umore non depresso abituale
B. Durante il periodo di alterazione dell'umore, tre (o più) dei seguenti sintomi sono stati persistenti e presenti ad un livello significativo (quattro se l'umore è solo irritabile):
  - Autostima ipertrofica o grandiosità
  - Diminuito bisogno di sonno (per es., si sente riposato dopo solo tre ore di sonno)
  - Maggiore loquacità del solito oppure spinta continua a parlare
  - Fuga delle idee o esperienza soggettiva che i pensieri si succedano rapidamente

- Distraibilità (cioè l'attenzione è troppo facilmente deviata da stimoli esterni non importanti o non pertinenti)
- Aumento dell'attività finalizzata (sociale, lavorativa, scolastica o sessuale) oppure agitazione psicomotoria
- Eccessivo coinvolgimento in attività ludiche che hanno un alto potenziale di conseguenza dannose (per es., eccessi nel comprare, comportamento sessuale sconveniente, investimenti in affari avventati)

C. L'episodio si associa ad un chiaro cambiamento nel modo di agire, che non è caratteristico della persona quando è asintomatica. L'alterazione dell'umore ed il cambiamento nel modo di agire sono osservabili da altri

D. L'episodio non è abbastanza grave da provocare una marcata compromissione in ambito lavorativo o sociale, o da richiedere l'ospedalizzazione, e non sono presenti manifestazioni psicotiche

E. I sintomi non sono dovuti agli effetti fisiologici diretti di una sostanza (per es., una droga da abuso, un farmaco o un altro trattamento), o di una condizione medica generale (per es., ipertiroidismo)

Nota: Episodi simil-ipomaniacali chiaramente indotti da un trattamento somatico antidepressivo (per es., farmaci, terapia elettroconvulsivante, light therapy), non dovrebbero essere considerati per una diagnosi di Disturbo Bipolare II

Tabella 3. Criteri diagnostici per un disturbo dell'umore dovuto ad una condizione medica generale secondo il DSM-IV (1994)

A. Un disturbo prominente e permanente dell'umore predomina nel quadro clinico ed è caratterizzato da una (o entrambi) le seguenti condizioni:
- Umore depresso o marcata diminuzione dell'interesse o piacere per tutte, o quasi tutte, le attività
- Umore elevato, espansivo o irritabile

B. C'è evidenza dalla storia, dall'esame obiettivo, o da risultati di laboratorio che i sintomi siano la diretta fisiologica conseguenza di una condizione medica generale

C. I sintomi non sono meglio giustificati da un altro disordine mentale (per es., adattamento di un disordine con umore depresso in risposta allo stress di avere una condizione medica generale)

D. I sintomi non si verificano esclusivamente nel corso di un delirio

E. I sintomi causano disagio clinicamente significativo o compromissione del funzionamento sociale, lavorativo o di altre aree importanti

Tipo specifico:
- A carattere depressivo: se l'umore predominante è depresso, ma non soddisfa pienamente i criteri per un episodio depressivo maggiore
- Con episodio simil-depressivo maggiore: se sono pienamente soddisfatti tutti i criteri (eccetto il criterio D) per un episodio depressivo maggiore
- A carattere maniacale: se l'umore predominante è elevato, euforico o irritabile
- A carattere misto: se i sintomi di mania e depressione sono presenti, ma nessuno dei due predomina

Comorbidità

La presenza di episodi maniacali in concomitanza con altre patologie è stata indagata da vari autori. Nel 1978 Krauthammer e Klerman [3] hanno riportato casi di mania "secondaria" ad infezioni, tumori, epilessia, malattie metaboliche e farmaci (steroidi, isoniazide, procarbazina, levodopa, bromide). Gli autori hanno inoltre cercato eventuali differenze tra casi di mania primaria e casi di mania associati ad altre patologie: essi hanno identificato un'età media di esordio più tardiva e una minore familiarità per disturbi dell'umore nei soggetti che presentavano fasi maniacali secondarie. Altre possibili caratteristiche distintive sono state identificate da Cook e coll. [4]: in 39 pazienti con disturbo bipolare preceduto da altre patologie, rispetto a pazienti bipolari "primari", gli autori hanno riscontrato, oltre all'esordio più tardivo e alla minore presenza di storia familiare per disturbi dell'umore già descritti in letteratura, una maggiore irritabilità ed aggressività, ed una maggiore incidenza di episodi di cambio di personalità. In nessuno dei due studi citati sono stati riportati casi di associazione tra disturbo bipolare e SM.

Tra le patologie neurologiche sono stati identificati casi di episodi di mania "secondaria" in pazienti affetti da ictus cerebrale nelle regioni temporale basale destra, frontale inferiore destra o peri-ipotalamica, malattia di Huntington e altri disturbi del movimento, SM e altre patologia della sostanza bianca, trauma cranico, infezioni come neurosifilide e malattia di Creutzfeld-Jacob e demenza fronto-teporale [5]. In particolare, un'associazione tra SM e disturbi bipolari è stata descritta più volte nel corso degli anni: le manifestazioni psichiatriche possono presentarsi in tempi variabili nel decorso della SM, potendo a volte anche precederne l'esordio [6, 7] o essere l'unico segno di attività di malattia [8]. In un caso, le fluttuazioni dell'umore si verificavano in concomitanza di ricadute cliniche [9]. Oltre a numerose descrizioni in singoli casi clinici di associazione tra mania e SM [10-14], sono stati pubblicati alcuni studi su casistiche più ampie, nel tentativo di identificare un'eventuale maggiore incidenza di disturbi bipolari nei pazienti con SM rispetto alla popolazione generale. Hutchinson e coll. [6] hanno osservato, su un campione di 550 pazienti affetti da SM, 7 soggetti con storia di disturbi bipolari molti anni prima dell'insorgenza della SM. Schiffer e coll. [15], hanno ricercato i casi di associazione tra le due patologie nella popolazione di Monroe County, New York. Gli Autori hanno identificato 10 pazienti, a fronte di un tasso di comorbidità atteso di 5.4. In questo studio, le manifestazioni psichiatriche seguivano di almeno un anno l'esordio della SM. Joffe e coll. [16], hanno eseguito una valutazione psichiatrica completa su 100 pazienti affetti da SM identificando la presenza di disturbi bipolari nel 13% dei pazienti, rispetto ad un tasso di prevalenza nella popolazione generale pari all'1%. Un'ulteriore osservazione a favore di una maggiore associazione tra SM e disturbi bipolari è stata riportata da Pine e coll. [17]: gli autori, tra 2720 pazienti ricoverati presso unità psichiatriche, hanno identificato 10 pazienti affetti da SM, che presentavano una maggiore probabilità di avere manifestazioni maniacali o ipomaniacali. Inoltre, 7 dei 10 pazienti, erano stati ricoverati presso Cliniche Psichiatriche prima della diagnosi di SM.

Ipotesi eziologiche

I primi a valutare una possibile causa genetica dell'associazione tra SM e disturbi bipolari sono stati Schiffer e coll. [18], che hanno studiato un campione di 56 pazienti con SM, di cui 15 con un concomitante disturbo dell'umore di tipo bipolare, 16 con un disturbo di tipo unipolare, 13 senza concomitanti alterazioni del tono dell'umore e 12 probabilmente non affetti da disturbi dell'umore. Gli Autori hanno osservato la presenza di storia familiare per patologie psichiatriche nei due terzi dei pazienti con disturbo bipolare, valore significativamente più elevato rispetto agli altri gruppi: inoltre 5 dei pazienti con disturbi psichiatrici (4 di tipo bipolare, 1 di tipo unipolare) avevano familiarità per SM. Anche il sesso sembrava correlato alla presenza di disturbi dell'umore nei pazienti con SM: ben 12 dei 15 pazienti bipolari e 15 dei 16 unipolari erano di sesso femminile, dato statisticamente significativo in un campione con rapporto uomo : donna di 2 : 1. Un'analisi della distribuzione dell'HLA-DR in questi pazienti non ha portato a chiare conclusioni, ma suggerisce la possibile esistenza di una suscettibilità genetica per l'associazione tra SM e disturbi bipolari. Questa ipotesi sarebbe confermata dai risultati di studi eseguiti più recentemente, condotti in famiglie con disturbi bipolari e SM [19, 20], che hanno evidenziato la presenza di alleli HLA simili nei familiari affetti da SM e disturbi bipolari. Un dato contrastante è emerso invece dallo studio di Joffe e coll. [21], che non ha individuato un eccesso di patologie psichiatriche di tipo affettivo nei parenti di pazienti affetti da SM.

Un'altra possibile causa di comparsa di episodi maniacali o ipomaniacali nei pazienti con SM è la terapia steroidea o con ormone adrenocorticotropo (ACTH) cui questi pazienti vanno incontro nel corso della loro malattia. Minden e coll. [22], in uno studio retrospettivo, hanno osservato 9 casi di reazioni ipomaniacali su 50 pazienti con SM trattati con steroidi, soprattutto con ACTH. Gli autori hanno individuato come possibili fattori di rischio, oltre all'uso dell'ACTH piuttosto che prednisone, una storia personale positiva per disturbi dell'umore, in particolare depressione, e per alcolismo. Le ben note reazioni psicotiche al trattamento steroideo non costituiscono comunque nel paziente con SM una controindicazione assoluta alla terapia. In soggetti con storia di disturbi psichiatrici l'uso del litio in associazione con l'ACTH ha dimostrato di avere un effetto preventivo [23]. Più recentemente sono stati proposti altri farmaci per la cura e la prevenzione di reazioni psicotiche agli steroidi, quali l'acido valproico, la carbamazepina, la clorpromazina [24-26]. Un attento monitoraggio dello stato mentale, insieme ad un eventuale riduzione del dosaggio e l'uso di una terapia appropriata permettono di portare a termine il ciclo di terapia.

Un'altra ipotesi per spiegare l'associazione tra disturbi bipolari e SM è che lesioni demielinizzanti possano essere il substrato anatomo-patologico per l'insorgenza di episodi maniacali nei pazienti. In soggetti affetti da disturbi bipolari sono state descritte alterazioni alla Risonanza Magnetica (RM) diretta e funzionale. In una revisione della letteratura, Soares e Mann [27] hanno identificato anomalie a livello dei lobi temporali, e riduzioni significative del flusso ematico e del metabolismo a livello dei gangli della base e della corteccia prefrontale. Sono state inoltre descritte alterazioni della sostanza bianca, iperintensità periventricolari [28], un allargamento dei ventricoli laterali e dei gangli della base [29], iperintensità a livello della sostanza bianca del lobo frontale e dei gangli della base [30] e riduzioni di volume della corteccia prefrontale, in particolare nelle regioni medie-superiori dell'emisfero sinistro e medie-inferiori dell'emisfero destro [31]. Nonostante le numerose analogie in studi di RM tra lesioni in pazienti con SM e pazienti con disturbi bipolari, alcune differenze non confermano la possibilità che il disturbo psichiatrico nel paziente con SM possa derivare da aree di alterata mielinizzazione. Nella SM le lesioni tendono a colpire la sostanza bianca in qualsiasi regione del sistema nervoso centrale, cosa che non si verifica nel caso dei disturbi bipolari. Inoltre non è ancora chiara la natura delle alterazioni osservate nei pazienti con mania: l'ipotesi più accreditata è che si tratti di lesioni di origine vascolare [27]. Feinstein e coll. [32], in uno studio condotto su 10 pazienti con SM e psicosi ed altrettanti pazienti affetti da SM ma senza disturbi dell'umore, hanno osservato un carico lesionale maggiore a livello della sostanza bianca del corno temporale nei pazienti con manifestazioni psicotiche, suggerendo che la perdita di sostanza bianca del lobo temporale oltre un certo livello soglia possa scatenare l'insorgenza della psicosi. Un risultato analogo era emerso in precedenza dallo studio di Honer e coll. [33], che avevano documentato un maggior numero di lesioni a livello del lobo temporale negli 8 pazienti con SM e disturbi psichiatrici rispetto ai controlli. Questa ipotesi però non è stata confermata da altri studi. Nella casistica di Hutchinson e coll. [6], dei cinque pazienti con disturbo bipolare sottoposti ad un esame di RM, solo uno presentava lesioni a livello del lobo temporale.

In conclusione, gli episodi maniacali, nei pazienti con SM, si presentano con una frequenza superiore a quella attesa nella popolazione generale. Tuttavia, non esistono evidenze conclusive sul meccanismo patogenetico responsabile di questa associazione.

Bibliografia

1. American Psychiatric Association (1994) Diagnostic and Statistical Manual of the American Psychiatric Association Fourth Edition. American Psychiatric Press, Washington DC

2. Cottrel SS, Wilson SAK (1926) The affective symptomatology of disseminated sclerosis. J Neurol Psychopathology 7:1-30
3. Krauthammer C, Klerman GL (1978) Secondary mania: manic syndromes associated with antecedent physical illness or drugs. Arch Gen Psychiatry 35:1333-1339
4. Cook BL, Shukla S, Hoff AL, Aronson TA (1987) Mania with associated organic factors. Acta Psychiatr Scand 76:674-677
5. Mendez MF (2000) Mania in neurologic disorders. Curr Psychiatry Rep 2(5):440-445
6. Hutchinson M, Stack J, Buckley P (1993) Bipolar affective disorder prior the onset of multiple sclerosis. Acta Neurol Scand 88:388-393
7. Monaco F, Mutani R, Piredda S, Senini A (1980) Psychotic onset of multiple sclerosis. Ital J Neurol Sci 1:279-280
8. Kwentus JA, Hart RP, Calabrese V, Hekmati A (1986) Mania as a symptom of multiple sclerosis. Psychosomatics 27:729-731
9. Salmaggi A, Eoli M, La Mantia L, Erbetta A (1995) Parallel fluctuations of psychiatric and neurological symptoms in a patient with multiple sclerosis and bipolar affective disorder. Ital J Neurol Sci 16:551-553
10. Peselow ED, Fieve RR, Deutsch SI, Kaufman M (1981) Coexistent manic symptoms and multiple sclerosis. Psychosomatics 22:824-825
11. Garfield DA (1985) Multiple sclerosis and affective disorder: 2 case reports of mania with psychosis. Psychother Psychosom 44:25-33
12. Kellner CH, Davenport Y, Post RM, Ross RJ (1984) Rapidly cycling bipolar disorder and multiple sclerosis. Am J Psychiatry 141:112-113
13. Heila H, Turpeinem P, Erkinjuntii T (1995) Case study: mania associated with multiple sclerosis. J Am Acad Child Adolesc Psychiatry 34:1591-1595
14. Mapelli G, Ramelli E (1981) Manic syndrome associated with multiple sclerosis: secondary mania? Acta Psychiatr Belg 81:337-349
15. Schiffer RB, Wineman NM, Weitkamp LR (1986) Association between bipolar affective disorder and multiple sclerosis. Am J Psychiatry 143:94-95
16. Joffe RT, Lippert GP, Gray TA et al (1987) Mood disorder and multiple sclerosis. Arch Neurol 44:376-378
17. Pine DS, Douglas CJ, Charles E et al (1995) Patients with multiple sclerosis presenting to psychiatric hospitals. J Clin Psychiatry 56:297-306
18. Schiffer RB, Weitkamp LR, Weineman NM, Guttormsen S (1988) Multiple sclerosis and affective disorder. Family history, sex and HLA-DR antigens. Arch Neurol 45:1345-1348
19. Modrego PJ, Ferrandez J (2000) Familial multiple sclerosis with repetitive relapses of manic psychosis in two patients (mother and daughter). Behav Neurol 12:175-179
20. Bozikas VP, Anagnostouli MC, Petrikis P et al (2003) Familial bipolar disorder and multiple sclerosis: a three-generation HLA family study. Prog Neuropsychopharmacol Biol Psychiatry 27:835-839
21. Joffe RT, Lippert GP, Gray TA et al (1987) Personal and family history of affective illness in patients with multiple sclerosis. J Affect Disord 12:63-65
22. Minden SL, Orav J, Schildkraut JJ (1988) Hypomanic reactions to ACTH and prednisone treatment for multiple sclerosis. Neurology 38:1631-1634
23. Falk WE, Mahnke MW, Poskanzer DC (1979) Lithium prophylaxis of corticotropin-induced psychosis. JAMA 241:1011-1012
24. Abbas A, Styra R (1994) Valproate prophylaxis against steroid induced psychosis. Can J Psychiatry 39:188-189
25. Wada K, Yamada N, Yamauchi Y, Kuroda S (2001) Carbamazepine treatment of corticosteroid-induced mood disorder. J Affect Disord 65:315-317

26. Bloch M, Gur E, Shalev A (1994) Chlorpromazine prophylaxis of steroid-induced psychosis. Gen Hosp Psychiatry 16:42-44
27. Soares JC, Mann JJ (1997) The anatomy of mood disorders-Review of Structural Neuroimaging studies. Biol Psychiatry 41:86-106
28. Silverstone T, McPherson H, Li Q, Doyle T (2003) Deep white matter hyperintensities in patients with bipolar depression, unipolar depression, and age-matched control subjects. Bipolar Disord 5:53-57
29. Strakowski SM, Del Bello MP, Zimmerman ME et al (2002) Ventricular and periventricular structural volumes in first- versus multiple-episode bipolar disorder. Am J Psychiatry 159:1841-1847
30. Bearden CE, Hoffman KM, Cannon TD (2001) The neuropsychology and neuroanatomy of bipolar affective disorder: a critical review. Bipolar Disord 3:106-150
31. Lopez-Larson MP, Del Bello MP, Zimmerman ME et al (2002) Regional prefrontal grey and white matter abnormalities in bipolar disorder. Biol Psychiatry 52:93-100
32. Feinstein A, du Boulay G, Ron MA (1992) Psychotic illness in multiple sclerosis. A clinical and magnetic resonance imaging study. Br J Psychiatry 161:680-685
33. Honer WG, Hurwitz T, Li DK et al (1987) Temporal lobe involvement in multiple sclerosis patients with psychiatric disorders. Arch Neurol 44:187-190

4 Psicosi

V. ZIPOLI, M.P. AMATO

La quarta edizione del "Diagnostic and Statistical Manual of the American Pshychiatric Association" (DSM-IV) [1] inquadra la psicosi nel contesto della SM nelle *psicosi dovute a cause mediche generali* (Tabella 1).

A causa della rarità dell'associazione tra sclerosi multipla (SM) e psicosi, non ci sono molti studi su questo argomento. La prevalenza della psicosi è di circa l'1%, mentre la prevalenza della SM varia dallo 0,1 allo 0,01%; ci si può dunque attendere una comorbità casuale di 0,5-1 ogni 100.000 soggetti.

Nel 1969, Davison e Bagley [2] in un'ampia revisione delle psicosi associate a malattie organiche del sistema nervoso centrale (SNC), hanno dedicato un'intera sezione alle malattie demielinizzanti. Gli autori hanno considerato ogni pubblicazione che descriveva l'associazione tra SM e psicosi ed hanno trovato solo 39 casi di comorbidità, una frequenza non più alta di quella attesa per l'associazione casuale. Lo stesso risultato è stato ottenuto nella descrizione delle casistiche cliniche del Massachussetts State Hospital (0,07%), del Manhattan State Hospital (0,05%) e del Quensland Mental Hospitals (0,06%) [2].

Ad oggi, la mancanza di studi di popolazione non permette di fornire inequivocabilmente un'accurata stima della comorbidità tra SM e psicosi.

Tabella 1. Criteri diagnostici per la diagnosi di psicosi dovuta a condizioni mediche generali [1]

A. Presenza di preminenti allucinazioni o deliri
B. Evidenza dall'anamnesi, dall'esame fisico, dai risultati di laboratorio che il disturbo è una conseguenza diretta di una condizione medica generale
C. La sintomatologia non è meglio spiegata da un altro disturbo mentale (occorre escludere che si possa trattare o di un disturbo indotto da sostanze o di un disturbo mentale primario concomitante ad un disturbo medico generale, ma da esso non provocato con un meccanismo di causalità fisiologica diretta, ad esempio agendo come evento stressante)

Psicosi conseguenza diretta della SM?

Il DSM-IV per la diagnosi di psicosi dovuta a condizioni mediche generali impone il riconoscimento di una relazione causale tra patologia medica e psicosi [1]. Il nesso causale può essere dimostrato attraverso la presenza di un'associazione temporale con l'esordio o la riacutizzazione di un disturbo medico, di una risposta consensuale del disturbo medico e della psicosi alla terapia e in base alla presenza di caratteristiche atipiche della psicosi.

Associazione temporale

Nello studio di Davison e Bagley [2], in due terzi dei casi era possibile stabilire un'associazione temporale tra la SM e l'esordio della psicosi; in particolare, nel 36% dei casi i sintomi neurologici e quelli psichiatrici erano comparsi quasi nello stesso momento, mentre nel 61,5% dei pazienti la psicosi era comparsa nei 2 anni precedenti o successivi alla comparsa dei deficit neurologici. Gli autori concludevano che sebbene la psicosi secondaria alla SM fosse rara, quando presente fosse dovuta al processo di demielinizzazione indotto dalla malattia.

Questi risultati non sono stati replicati da Feinstein e coll. [3] in uno studio caso-controllo di 10 pazienti psicotici affetti da SM. In questa piccola coorte di pazienti i sintomi neurologici precedevano la comparsa della psicosi in media di 8,5 anni; in un solo caso la comparsa della psicosi e dei disturbi neurologici era pressoché contemporanea, mentre in un caso la psicosi era comparsa 19 anni dopo la diagnosi di SM.

Caratteristiche cliniche

L'età media di esordio dei sintomi psicotici nella casistica di Feinstein [3] era di 36.6 anni, simile a quella osservata da Davison e Bagley (circa 33 anni) [2]. È importante notare che i sintomi psicotici nei pazienti schizofrenici esordiscono, in media, a 23 anni [4]; l'esordio più tardivo è più frequente nelle donne. Nella casistica di Davison e Bagley [2], nonostante la presenza di un'età d'esordio tardiva, si osservava una prevalenza maggiore nel sesso maschile (21 su 39 casi di psicosi). Evidenze simili sono state osservate anche in altre disturbi del SNC [5-7].

Nello studio di Feinstein e coll. [3] sono stati considerati anche il tipo di sintomi presentati dai 10 pazienti, attraverso l'utilizzo della Symptoms CheckList (SCL) derivata dal Present State Examination [8] (Tabella 2). Cinque soggetti avevano avuto una diagnosi di schizofrenia, mentre gli altri 5 di disturbi schizoaffettivi. La perdita di consapevolezza del disturbo era presente in tutti i pazienti. Sette pazienti presentavano deliri di persecuzione. Ansia e manifestazioni psicotiche aspecifiche, come le allucinazioni minori (musica o rumori),

Tabella 2. Frequenza (%) di sintomi e segni in 10 pazienti psicotici affetti da SM

Sintomi	Frequenza
Perdita di consapevolezza del disturbo	100
Deliri di persecuzione	70
Evidenza aspecifica di psicosi	60
Irritabilità	60
Agitazione	50
Ansietà	40
Deliri sessuali	30
Deliri di controllo	30
Deliri di riferimento	20
Deliri di grandezza	20
Allucinazioni uditive in seconda persona	20
Allucinazioni visive	20
Disordini del pensiero	20
Allucinazioni uditive in terza persona	10
Trasmissione del pensiero	10

erano presenti in 6 pazienti. La metà dei pazienti presentava agitazione, il 40% era ansioso. Un terzo dei pazienti presentava deliri di controllo (manipolazione del corpo o del pensiero da parte di altri) o di tipo erotico. Un quinto dei pazienti presentava deliri di riferimento (convinzione che determinati gesti, commenti, articoli siano diretti espressamente al paziente), deliri di grandezza, allucinazioni uditive in seconda persona (una o più voci che parlano al paziente), allucinazioni visive e disordini del pensiero. Solo nel 10% dei casi erano osservate allucinazioni uditive in terza persona (due o più voci che esprimono giudizi e commenti sul paziente) e deliri di trasmissione del pensiero. Quindi in questa coorte di pazienti predominavano i deliri di persecuzione e si osservava una relativa bassa prevalenza di allucinazioni ben strutturate, come osservato in altre patologie del SNC [2, 5, 7]. Infatti, secondo Cummings [6], per la formazione di allucinazioni complesse è necessaria l'integrità delle funzioni cognitive, che spesso sono coinvolte nelle patologie del SNC. In questa coorte di pazienti si osservava una relativa conservazione delle risposte affettive, e l'assenza di sintomi negativi, come l'apatia e l'impoverimento del linguaggio e del pensiero. La durata media dei sintomi psicotici era di 5 settimane (range 1-72 settimane). Durante il follow-up di circa 6 anni, 6 pazienti non hanno ripresentato episodi psicotici, 3 hanno presentato un nuovo episodio ed 1 paziente ha avuto episodi ricorrenti. In generale, si osservava una rapida risposta al trattamento con neurolettici orali. Nei pazienti schizofrenici in genere si osserva un rapido declino entro i primi 5 anni di malattia [9], dopo i quali segue una stabilizzazione del quadro. La prognosi della psicosi associata alla SM sembra quindi essere migliore, come osservato anche in altre patologie neurologiche [5, 7].

Questa differenze suggeriscono che la psicosi associata a patologie del SNC sia un'entità diagnostica distinta dalla schizofrenia.

Eziologia

Alcune similitudini osservate tra la SM e la schizofrenia, ad esempio nel decorso clinico, nell'età d'esordio, nella distribuzione geografica e in alcune risposte immunitarie, hanno suggerito la presenza di una patogenesi comune [10].

Ipotesi virale

L'esposizione a virus durante lo sviluppo del SNC durante la vita fetale o nella prima infanzia è stato supposto sia per la SM [11], che per la schizofrenia [12]. D'altra parte, le marcate differenze nella presentazione clinica delle due patologie, rendono improbabile l'esistenza di un comune agente patogeno.

Ipotesi genetica

Numerosi studi epidemiologici hanno confermato che i familiari di pazienti schizofrenici presentano una maggiore incidenza della malattia; in particolare il rischio di sviluppare la malattia è 10 volte superiore nei familiari di primo grado [13]. Inoltre, nei gemelli omozigoti è stata osservata una concordanza pari al 60-70%, mentre nei gemelli eterozigoti il tasso non differisce da quello di fratelli non gemelli [13]. Questi dati suggeriscono la presenza di una ereditarietà della schizofrenia, anche se non sono stati ancora trovati i geni responsabili.

Se si trattasse di una comorbidità casuale, nei familiari dei pazienti psicotici affetti da SM si dovrebbe trovare un rischio simile a quello osservato per i parenti dei pazienti schizofrenici. Nello studio di Davison e Bagley [2] non è stato osservato un legame familiare. Uno studio condotto in una coorte di 65 pazienti psicotici affetti da varie malattie del SNC [7] ha evidenziato che il 4% dei pazienti aveva una storia familiare di schizofrenia, frequenza 4 volte superiore a quella della popolazione generale. Anche se questo studio presenta delle limitazioni (i dati non sono corretti per età, il campione è molto eterogeneo, il metodo con cui sono stati valutati i familiari può aver sottostimato la morbidità psichiatrica), i risultati possono suggerire che la presenza di una patologia organica cerebrale può precipitare la sintomatologia psicotica in soggetti con una predisposizione genetica.

I dati sulla familiarità della schizofrenia nella SM sono comunque troppo scarsi per chiarire questa ipotesi.

Neuropatologia

Nella schizofrenia è stato osservata il ruolo delle lesioni nelle aree temporali nella patogenesi della malattia; infatti, in serie autoptiche è stato osservato un allargamento del corno temporale sinistro [14]. Il dato è stato confermato anche da studi di risonanza magnetica (RM) che hanno dimostrato la riduzione del volume del lobo temporale [15] e, in particolare, dell'ippocampo.

Il coinvolgimento del lobo temporale è stato osservato anche per la psicosi dovuta a condizioni mediche generali [2, 5], anche se in altri studi il dato non è stato confermato [7].

Nello studio di Feinstein e coll. [3] sono stati confrontati i dati di RM di 10 pazienti psicotici affetti da SM con quelli di 10 pazienti affetti da SM ma senza sintomi psicotici. I pazienti psicotici avevano un maggior carico lesionale nella regione periventricolare, peritrigonale sinistra e nella regione che circonda il corno temporale bilateralmente, ma la differenza con il gruppo di controllo non era statisticamente significativa. Combinando le lesioni nella regione adiacente al corno temporale e al trigono nell'emisfero sinistro, si osservava invece una differenza significativa, con un carico lesionale inferiore nei controlli. Quando si prendeva in considerazione la distribuzione delle lesioni nel singolo paziente, si osservava che nei controlli le lesioni erano distribuite in modo più omogeneo: nei pazienti psicotici più del 60% delle lesioni era localizzata a livello periventricolare, soprattutto nella regione del corno temporale, la differenza non era comunque significativa. Non si sono osservate differenze tra il carico lesionale dei due emisferi, nè correlazioni tra particolari localizzazioni e singoli sintomi psicotici.

Non tutti i pazienti con un alto carico lesionale a livello del lobo temporale sinistro sviluppano sintomi psicotici, ma la presenza di lesioni in questa regione può precipitare la sintomatologia in soggetti con predisposizione genetica, con alterazioni dello sviluppo o con premorbidità psichiatrica.

Conclusioni

La psicosi associata alla SM è rara e la frequenza di associazione non sembra essere maggiore di quella attesa per una comorbidità casuale. Le caratteristiche cliniche della psicosi nei pazienti affetti da SM sembrano essere relativamente diverse da quelle dei pazienti schizofrenici, in particolare l'età d'esordio è più tardiva, la risposta affettiva è in genere conservata, i sintomi si risolvono più rapidamente e la risposta al trattamento è migliore. Comunque, a causa della ridotta numerosità degli studi sull'associazione tra SM e psicosi i dati ad oggi disponibili non forniscono evidenze conclusive sulla relazione tra le due patologie.

Bibliografia

1. American Psychiatric Association (1994) Diagnostic and Statistical Manual of the American Psychiatric Association, Fourth Edition. American Psychiatric Press, Washington DC
2. Davison K, Bagley CR (1969) Schizophrenia-like psychoses associated with organic disorders of the central nervous system. A review of the literature. In: Herrington RN (Eds). Current Problems in Neuropsychiatry. Hadley, Ashford, Kent, pp 113-184
3. Feinstein A, du Boulay G, Ron MA (1992) Psychotic illness in multiple sclerosis. A clinical and magnetic resonance imaging study. Br J Psychiatry 161:680-685
4. Lieberman JA, Alvir JM, Woerner M et al (1992) Prospective study of psychobiology in first-episode schizophrenia at Hillside Hospital. Schizophr Bull 18:351-371
5. Slater E, Beard AW, Glithero E (1963) The schizophrenia-like psychoses and epilepsy. Br J Psychiatry 109:95-150
6. Cummings JL (1985) Organic delusions: phenomenology, anatomical correlations, and review. Br J Psychiatry 146:184-197
7. Feinstein A, Ron MA (1990) Psychosis associated with demonstrable brain disease. Psychol Med 20:793-803
8. Wing JK, Cooper JE, Sartorius N (1974) The measurement and Classification of Psychiatric Symptoms. An Instructin Manual for the Present State Examination and CATEGO Programme. Cambridge University Press, Cambridge
9. Keith SJ, Mathews SM (1994) The diagnosis of schizophrenia: a reviw of onset and duration issues. In: Widiger T, Francis A, Pincus H (Eds). DSM-IV Sourcebook. American Psychiatric Press, Washington DC, pp 393-418
10. Stevens JR (1988) Schizophrenia and multiple sclerosis. Schizophr Bull 14:231-241
11. Cook SD (2001) Evidence for a Viral Etiology of Multiple Sclerosis. In: Cook SD (Eds). Handbook of Multiple Sclerosis, Third Edition. Marcel Dekker Inc, New York-Basel, pp 115-138
12. Karlsson H (2003) Viruses and schizophrenia, connection or coincidence? Neuroreport 14:535-542
13. Tsuang M (2000) Schizophrenia: genes and environment. Biol Psychiatry 47:210-220
14. Crow TJ, Ball J, Bloom SR et al (1989) Schizophrenia as an anomaly of development of cerebral asymmetry. A postmortem study and a proposal concerning the genetic basis of the disease. Arch Gen Psychiatry 46:1145-1150
15. Suddath RL, Casanova MF, Goldberg TE et al (1989) Temporal lobe pathology in schizophrenia: a quantitative magnetic resonance imaging study. Am J Psychiatry 146:464-472

5 Riso e pianto spastico

M.P. Amato, V. Zipoli

Il *riso e il pianto spastico* (RPS) è una condizione caratterizzata da episodi di riso e/o di pianto improvvisi, incontrollabili, inappropriati e dissociati da qualsiasi stimolo [1] (Tabella 1). È caratteristica l'assenza di una motivazione comprensibile: gli episodi, infatti, possono essere scatenati da stimoli non specifici, che prima dello sviluppo del disturbo non avrebbero indotto questa risposta; ad esempio il paziente può iniziare a piangere non appena viene mossa una mano nel suo campo visivo. In qualche occasione, lo stimolo può avere una valenza emozionale contraria all'espressione emotiva evocata, ad esempio il paziente può ridere in risposta a cattive notizie. Spesso si osserva un passaggio repentino da uno stato all'altro [1].

L'RPS rappresenta un'alterazione dell'espressione emozionale piuttosto che un disturbo dell'umore; non c'è infatti alcuna correlazione tra l'espressione emotiva manifestata dal paziente ed i sentimenti di tristezza o allegria presentati in quel momento o nei periodi che precedono o seguono l'episodio [1].

L'RPS deve essere distinto dalla labilità emotiva, in cui si hanno episodi di riso e pianto eccessivi ma appropriati al contesto, dalla tristezza o all'euforia associate a congruenti alterazioni dell'umore, e dal riso e pianto secondari all'abuso di sostanze, a psicosi o a disturbi della personalità [1].

L'RPS è stato descritto in numerose patologie neurologiche come l'epilessia gelastica [2], le neoplasie cerebrali [3], la malattia di Alzheimer [4], la sclerosi laterale amiotrofica [5], lo stroke [6], e la sclerosi multipla (SM) [7-9]. In una

Tabella 1. Criteri per la diagnosi di riso e pianto spastico (RPS) (Modificato da Poeck [1])

A. Improvvisa perdita del controllo emozionale in varie occasioni durante il mese precedente
B. Gli episodi di RPS si presentano in risposta a stimoli non specifici
C. Assenza di correlazione con corrispondenti alterazioni dell'umore

serie autoptica di 30 pazienti, l'RPS non era mai correlato ad una singola lesione corticale, ma in tutti i casi era presente una lesione della capsula interna [1]. L'RPS è stato associato a lesioni cerebrovascolari coinvolgenti i tratti corticobulbari, in particolare a livello della capsula interna, dei peduncoli cerebrali e della base del ponte [10]. Nella sindrome 'fou rire prodromique' [11] l'RPS è una manifestazione transitoria che predice uno stroke localizzato alla base del ponte o dei peduncoli cerebrali [12].

Eziologia

Nonostante l'ampia letteratura esistente, l'eziologia dell'RPS non è ancora chiara. Gli studi sono in genere basati su dati retrospettivi o su conoscenze neuroanatomiche o neuropatologiche dei processi che inducono il pianto o il riso.

Ross e Stewart [13] hanno distinto l'RPS in base alla presenza o all'assenza di paralisi pseudobulbare. Nei pazienti con paralisi pseudobulbare si osserva un coinvolgimento bilaterale della corteccia motoria o della via piramidale, mentre nei pazienti senza paralisi pseudobulbare si osservano lesioni unilaterali o bilaterali dei lobi anteriori, della regione temporale mediale, del diencefalo o del tegmento.

È stato osservato che il pianto patologico è più frequente nelle donne ed è associato a lesioni dell'emisfero sinistro, mentre il riso patologico è più frequente negli uomini e si osserva più frequentemente nelle lesioni dell'emisfero destro [14].

Black [15] ha proposto l'esistenza di un circuito anatomofuzionale costituito da tre livelli: la corteccia con il ruolo di controllore, i nuclei bulbari come effettori fisiologici e l'ipotalamo come centro di integrazione.

Fin dagli anni '20 [16] è stato ipotizzato che l'RPS sia causato dalla perdita del controllo volontario del centro del riso e del pianto, localizzato a livello della porzione superiore del tronco encefalico. Questo centro sarebbe in grado di coordinare i muscoli facciali e respiratori che si attivano per piangere o ridere. Questa ipotesi però non spiega alcuni aspetti di questo disturbo, in particolare non è chiaro come il paziente possa volontariamente mimare il pianto o il riso in presenza di una lesione della via volontaria. Inoltre non spiega perché i pazienti con paralisi facciale bilaterale di tipo centrale non presentino frequentemente anche l'RPS.

L'RPS è stato osservato in pazienti con segni di liberazione frontale come i riflessi di afferramento e del muso, ed in presenza di lesioni ischemiche delle aree encefaliche anteriori [17, 18]. È quindi ipotizzabile il coinvolgimento della corteccia prefrontale, che è ampiamente connessa alle strutture sottocorticali che regolano l'umore e l'affettività [19, 20].

Il ruolo della corteccia prefrontale nella patogenesi dell'RPS nella SM è stato esplorato da Feinstein e coll. [9]. Da una coorte di 152 pazienti con SM sono stati selezionati 15 pazienti con RPS, diagnosticato attraverso i criteri di Poeck [1] e la somministrazione della Scala per l'RPS (PLACS) [21], che valuta l'intensità dell'RPS, la relazione con eventi esterni, il grado di controllo volontario, l'inappropriatezza in relazione all'umore ed il livello di stress indotto dal disturbo. Sono stati inoltre inclusi come gruppo di controllo 13 pazienti senza RPS confrontabili per le principali caratteristiche demografiche e cliniche al gruppo di pazienti con RPS. Tutti i pazienti sono stati valutati per la presenza di segni frontali (riflesso di afferramento, riflesso palmomentoniero, riflesso glabellare, riflesso del muso) e con una batteria di test neuropsicologici contenente il National Adult Reading Test (NART) [22], la componente verbale della Wechsler Adult Intelligence Scale (WAIS) [23], la Beck Depression Inventory (BDI) [24] e 3 test di valutazione delle funzioni frontali: il Controlled Oral Word Associaion Test (COWAT) [25], lo Stroop Test [26], il Wisconsin Card Sort Test (WCST) [27]. Non è stata osservata una differenza significativa tra i due gruppi nei punteggi del BDI e nella presenza di segni frontali. I pazienti di entrambi i gruppi mostravano un declino cognitivo, ma il grado del deficit (misurato come differenza tra NART e quoziente intellettivo verbale) non era diverso tra i due gruppi. Rispetto ai valori normativi tutti i pazienti presentavano punteggi al di sotto del limite inferiore in tutti i test. Comunque, i pazienti con RPS rispetto ai pazienti senza RPS mostravano performance peggiori al subtest aritmetico della WAIS, al COWAT ed allo Stroop Test, suggerendo che il deficit frontale, seppur presente in entrambi i gruppi, fosse più marcato nei pazienti con RPS. Non si osservavano invece differenze significative tra i due gruppi al WCST: questo test è considerato indice di deficit frontale ma limitato alla corteccia prefrontale dorsolaterale [20] mentre l'RPS rifletterebbe soprattutto una lesione nella corteccia orbitofrontale [28]. Quindi, in questo studio i pazienti con RPS sembrano avere un deficit cognitivo più esteso e non necessariamente di tipo prefrontale, come confermato dalla incapacità di discriminare i due gruppi quando si considerano i riflessi di liberazione frontale.

Recentemente, in base allo studio di risonanza magnetica (RM) condotto su un paziente che presentava RPS, è stato ipotizzato il ruolo del cervelletto nello sviluppo di questo disturbo [29]. Il cervelletto modula il profilo, l'intensità e la durata dei movimenti in accordo con le percezioni visive, uditive, somatosensitive, vestibolari e propriocettive. Secondo gli autori, in base ad un complesso network di afferenze ed efferenze, il cervelletto sarebbe similmente capace di controllare e modulare i movimenti sulla base di contesti cognitivi, emotivi e sociali. In circostanze normali gli stimoli in grado di provocare il riso o il pianto sono capaci di indurre la corrispondente manifestazione emotiva solo se il contesto cognitivo e sociale è appropriato. È stato infatti osservato che l'intensità, la durata e gli aspetti peculiari del pattern motorio dipendono dalla situazione in cui il soggetto si trova [30]. Lesioni cerebellari o delle vie di connessione cerebro-ponto-cerebellari possono dunque determinare la mancanza di informazioni relative al contesto e determinare un'esecuzione del riso e del pianto inadeguata e caotica. A conferma del ruolo del cervelletto, l'RPS è stato osservato anche in pazienti con neoplasie cerebellari [31, 32]. È stato inoltre osservato che nel modello animale della sindrome di Angelman, caratterizzata da grave ritardo mentale e improvvise crisi di riso (*happy puppet syndrome*), il cervelletto è proprio una delle regioni in cui il gene ritenuto responsabile della malattia è marcatamente ridotto; le altre regioni deficitarie, come il lobo olfattivo e l'ippocampo, non sembrano in alcun modo coinvolte nella patogenesi dell'RPS [33].

Riso e pianto spastico nella SM

L'RPS è uno dei 4 più frequenti disturbi dell'affettività osservati nella SM [7], ma a differenza della depressione, dei disturbi bipolari e della euforia, ha ricevuto scarsa attenzione da parte dei ricercatori. La maggior parte degli studi sull'RPS nella SM è stata condotta prima del 1970 e affronta l'RPS non in modo specifico ma nel contesto dei distrubi psichiatrici e cognitivi nella SM.

Uno dei primi studi sull'RPS nella SM è stato condotto nel 1926 ed è una delle poche pubblicazioni dedicate esclusivamente a questo disturbo [34]. In questo studio Cottrel e Wilson [34] hanno osservato che, in una coorte di 100 pazienti con SM, il 71% dei pazienti sorridevano o ridevano costantemente, il 19% presentava sia riso che pianto, il 2% mostrava rapidi cambiamenti da uno stato all'altro ed il 3% piangeva costantemente. In realtà solo il 50% dei pazienti mostrava emozioni inappropriate alla situazione e da ritenere quindi patologiche. La presenza di queste manifestazioni emotive non era correlata alla presenza di uno stato soggettivo di benessere o malessere. Gli autori concludevano che la labilità emotiva costituiva una delle caratteristiche fondamentali della patologia. Questo studio, comunque, presenta alcuni difetti che pregiudicano la validità delle conclusioni tra cui la non chiara definizione di RPS; infatti la sindrome è stata definita con precisione solo negli anni successivi.

Nel 1941 fu condotto da Langworthy e coll. [35] uno studio su 199 pazienti ambulatoriali con SM e fu osservato che il 6.5% dei pazienti presentava RPS, sopratutto nella fase tardiva della malattia. La maggioranza di questi pazienti presentava un pianto incontrollabile, alcuni di essi alternavano rapidamente riso e pianto. Gli autori specificavano che il riso patologico doveva essere distinto dall'euforia e inquadravano questi disturbi come facenti parte della paralisi pseudobulbare, ipotizzando la liberazione di riflessi bulbari dal controllo corticale.

Nel 1943 Sugar e Nadell [36] in una coorte di 28 pazienti con SM in fase tardiva di malattia, osservarono che il 79% dei pazienti presentava espressioni emotive esagerate: il 43% mostrava costantemente sorriso o riso, il 25% un quadro misto di RPS, il 4% fluttuazioni rapide tra i due stati ed il 7% piangeva continuamente.

Nel 1951 Pratt [37] in un gruppo di 100 pazienti con SM, da cui erano esclusi i pazienti con lunga durata di malattia, ha utilizzato lo stesso questionario di

Cottrel e Wilson ed ha confrontato i risultati con quelli ottenuti in altri 100 pazienti con altre malattie organiche neurologiche. L'autore ha osservato che i pazienti con SM mostravano più frequentemente riso (22%) o pianto (29%) patologico rispetto al gruppo di controllo e che questi disturbi erano più spesso associati ad un maggior grado di disabilità fisica e cognitiva.

Surridge nel 1969 [38] ha confrontato 108 pazienti con SM e 39 pazienti con distrofia muscolare, esempio di malattia disabilitante senza coinvolgimento cerebrale. Esagerate risposte emotive erano osservate in 11 pazienti SM (10%) ed in nessun paziente con distrofia muscolare, suggerendo che alla base di questi disturbi ci sia una lesione organica cerebrale piuttosto che una reazione alla condizione disabilitante. In nessuno degli 11 pazienti era presente un concomitante disturbo emozionale soggettivo, suggerendo una dissociazione tra ciò che il paziente sente e ciò che esprime. In accordo con quanto osservato da Pratt, il mancato controllo emotivo era associato alla presenza di un deficit cognitivo.

Secondo questi studi la prevalenza dell'RPS varia dal 6,5 [35] al 95% [34]. Le ragioni di questa marcata variabilità sono molteplici. In primo luogo gli studi sono stati condotti prima che fosse fornita una definizione specifica del disturbo, e quindi raggruppano nel termine RPS il pianto ed il riso osservato nell'ambito della sindrome pseudobulbare, di un alterato controllo emozionale, dell'incontinenza emotiva o dell'eccessiva emotività. Inoltre, tra uno studio e l'altro, i gruppi di pazienti erano molto diversi in termini di variabili demografiche e cliniche.

Nel 1997 Feinstein e coll. [8], hanno condotto uno studio volto a valutare la prevalenza dell'RPS nella SM ed eventuali correlati demografici, clinici, e neuropsicologici. Sono stati valutati 152 pazienti consecutivi. Utilizzando i criteri di Poeck [1] e la PLACS [21], sono stati osservati 15 pazienti con RPS (9,9%). Questi pazienti non differivano dagli altri per età e sesso, mentre più frequentemente presentavano un decorso cronico-progressivo ($\chi^2 = 2$; p = 0,04) ed una maggiore disabilità (EDSS: 6,0 ± 1,9 vs 4,7 ± 2.6; p = 0,03), come già osservato in passato [35, 38]. L'RPS non era correlato al coinvolgimento troncoencefalico. Sei pazienti presentavano pianto patologico, 3 avevano un riso incontrollabile, 2 avevano un quadro misto. Undici di questi pazienti sono stati ulteriormente valutati attraverso la Hospital Anxiety and Depression Scale (HAD) [39], il General Health Questionnaire (GHQ) [40], il NART [22] e la WAIS [23]. I risultati sono stati confrontati con quelli di 13 pazienti senza RPS ma confrontabili per le principali variabili demografiche e cliniche. Tra i due gruppi non sono state osservate differenze significative in termini di depressione, ansia e performance sociali, a conferma del fatto che l'RPS non è associato a disturbi dell'umore. I pazienti con RPS presentavano una peggiore performance in tre sottoscale della WAIS, in particolare nel ragionamento aritmetico, nel completamento di figure e nell'associazione tra simboli e numeri, indicativi di deficit della memoria e della processazione delle informazioni.

Più recentemente Fenstein e coll. [41] in un gruppo di 100 pazienti SM hanno osservato una prevalenza di RPS dell'8%.

Trattamento

Nella patogenesi dell'RPS è stato ipotizzato il ruolo, seppur parziale, della disfunzione dei neuroni dopaminergici, in particolare è stato osservata una bassa concentrazione liquorale di acido omovanillico, principale metabolita della dopamina, in assenza di variazioni dell'acido 5-idrossindolacetico [42].

Udaka e coll. [42] hanno valutato l'efficacia della levodopa (0,6-1,5 mg/die) e dell'amantadina (100 mg/die) in uno studio in aperto su 25 pazienti con RPS di origine vascolare. Dieci pazienti mostravano un significativo miglioramento. Inoltre si osservava un peggioramento alla sospensione della terapia, seguito da un rapido miglioramento alla ripresa del trattamento.

Il tono dopaminergico può essere incrementato anche attraverso la somministrazione degli antidepressivi triciclici. Schiffer e coll. [43] hanno valutato l'efficacia dell'amitriptilina versus placebo in 12 pazienti con SM in uno studio crossover in doppio cieco. Otto pazienti (67%) presentavano un miglioramento significativo con l'amitriptilina (p = 0,02). La dose media del farmaco era 57,8 mg/die ed in nessun caso la dose era superiore a 75 mg. In 4 casi la sonnolenza e la secchezza delle fauci aveva richiesto la riduzione del dosaggio. L'efficacia del trattamento era indipendente dall'effetto antidepressivo del farmaco come dimostrato dall'efficacia di una dose che in genere non è sufficiente come antidepressivo, dalla rapidità di azione (il miglioramento è stato osservato dopo solo 2 giorni di trattamento) e dall'assenza di modifiche nelle misure di depressione. Lo stesso risultato è stato osservato da Robinson e coll. [44] che hanno confrontato l'efficacia della nortriptilina versus placebo in uno studio in doppio cieco condotto su 28 pazienti con RPS post ischemico.

Andersen e coll. [45] hanno osservato che l'RPS post ischemico può essere indotto da una parziale distruzione dei nuclei serotoninergici del rafe o delle loro proiezioni emisferiche. Hanno quindi condotto uno studio in doppio cieco, controllato versus placebo, con disegno crossover, che ha valutato l'efficacia di un inibitore selettivo del reuptake della serotonina (SSRI) in 16 pazienti con RPS post ischemico [46]. È stato osservato un miglioramento significativo in 13 pazienti durante il trattamento con 10-20 mg di citalopram ed in soli 2 pazienti durante il trattamento con placebo (p < 0,005). Non si osservavano modificazioni nel tono dell'umore.

Sloan e coll. [47], in uno studio in aperto condotto in 6 pazienti con RPS post traumatico, hanno osservato un marcato miglioramento del disturbo dopo solo una settimana di trattamento con un altro SSRI, la fluoxetina. Lo stesso risultato è stato ottenuto da Sliger e coll. [48] in una serie di 13 pazienti. Anche il citalopram [49], la paroxetina [50] e la sertralina [50, 51] si sono dimostrati efficaci nel controllo dell'RPS.

Muller e coll. [52] hanno confrontato l'efficacia della paroxetina e del citalopram nel RPS post traumatico. I primi 13 pazienti arruolati sono stati trattati con paroxetina ed i successivi 13 con citalopram, in una singola somministrazione giornaliera di 10-40 mg. In tutti i pazienti è stato documentato un rapido e significativo miglioramento rispetto al periodo di pretrattamento ($p < 0,001$). Non è stata osservata alcuna differenza di risultati tra i due gruppi di pazienti, anche se il citalopram era meglio tollerato della paroxetina.

Conclusioni

L'RPS è osservato nel 10% dei pazienti con SM. È in genere associato ad una più lunga durata di malattia, al decorso cronico progressivo, alla presenza di un maggior deficit cognitivo e ad una maggiore disabilità. La patogenesi dell'RPS non è chiara, ma la perdita del controllo corticale del centro del riso e del pianto localizzato nel tronco encefalico e la perdita del controllo cerebellare dei movimenti necessari per ridere e piangere, sono attualmente le ipotesi più plausibili. L'alterazione della trasmissione dopaminergica e serotoninergica osservata nel RPS ha suggerito l'utilizzo di farmaci dopaminergici e serotoninergici nel controllo di questo disturbo. Tra gli altri, il citalopram si è dimostrato efficace in assenza di significativi effetti collaterali.

Bibliografia

1. Poeck K (1969) Pathophysiology of emotional disorders associated with brain damage. In: Vinken PJ, Bruyn GW (Eds). Handbook of Clinical Neurology, Vol 3. North Holland Publishing Company, Amsterdam, pp 343-367
2. Arroyo S, Lesser RP, Gordon B et al (1993) Mirth, laughter and gelastic seizures. Brain 116:757-780
3. Monteil P, Cohadon F (1996) Pathological laughing as a symptom of a tentorial edge tumour. J Neurol Neurosurg Psychiatry 60:370
4. Starkstein SE, Migliorelli R, Teson A et al (1995) Prevalence and clinical correlates of pathological affective display in Alzheimer's disease. J Neurol Neurosurg Psychiatry 59:55-60
5. Gallagher JP (1989) Pathologic laughter and crying in ALS: a search for their origin. Acta Neurol Scand 80:114-117
6. Morris PLP, Robinson RG, Raphael B (1993) Emotional lability after stroke. Aust NZ J Psychiatry 27:601-605
7. Minden SL, Schiffer RB (1990) Affective disorders in multiple sclerosis. Review and recommendations for clinical research. Arch Neurol 47:98-104
8. Feinstein A, Feinstein K, Gray T, O'Connor P (1997) Prevalence and neurobehavioral correlates of pathological laughing and crying in multiple sclerosis. Arch Neurol 54:1116-1121
9. Feinstein A, O'Connor P, Gray T, Feinstein K (1999) Pathological laughing and crying in multiple sclerosis: a preliminary report suggesting a role for the prefrontal cortex. Mult Scler 5:69-73

10. Kim JS, Choi-Kwon S (2000) Poststroke depression and emotional incontinence: correlation with lesion location. Neurology 54:1805-1810
11. Féré C (1903) Le fou rire prodromique Rev Neurol 11:353-358
12. Wali GM (1993) "Fou rire prodromique" heralding a brainstem stroke. J Neurol Neurosurg Psychiatry 56:209-210
13. Ross ED, Stewart RS (1987) Pathological display of affect in patients with depression and right frontal brain damage. An alternative mechanism. J Nerv Ment Dis 175:165-172
14. Sackheim HA, Greenberg MS, Weinman AL et al (1982) Hemisphere asymmetry in the expression of positive and negative emotions. Arch Neurol 39:210-218
15. Black DW (1982) Pathological laughter. A review of the literature. J Nerv Ment Dis 170:67-71
16. Wilson SAK (1924) Some problems in neurology. II: Pathological laughing and crying J Neurolol Psychopathol 299-333
17. Langworthy OR, Esser FH (1940) Syndrome of pseudobulbar palsy. Anatomic and physiologic analysis. Arch Intern Med 65:106-121
18. Ross ED, Stewart RS (1987) Pathological display of affect in patients with depression and right frontal brain damage. An alternative mechanism. J Nerv Ment Dis 175:165-172
19. Alexander GE, DeLong MR, Strick PL (1986) Parallel organization of functionally segregated circuits linking basal ganglia and cortex. Annu Rev Neurosci 9:357-381
20. Cummings JL (1993) Frontal-subcortical circuits and human behavior. Arch Neurol 50:873-880
21. Robinson RG, Parikh RM, Lipsey JR et al (1993) Pathological laughing and crying following stroke: validation of a measurement scale and a double-blind treatment study. Am J Psychiatry 150:286-293
22. Nelson HE (1982) National Adult Reading Test: Manual. NFER-Nelson Windsor
23. Wechsler D (1955) Wechsler Adult Intelligence Scale: Manual. Psychological Corporation. New York
24. Beck AT (1961) An inventory for measuring depression. Arch Gen Psychiatry 4:53-63
25. Benton AL deS Hamsher K (1976) Multilingual Aphasia Examination. University of Iowa, Iowa City
26. Stroop JR (1935) Studies of interference in serial verbal reaction. J Exp Psychology 18:643-662
27. Heaton RK (1981) Wisconsin Card Sorting Test Manual. Psychological Association Resource Odessa, FL
28. Grafman J, Jonas B, Salazar A (1990) Wisconsin Card Sorting Test performance based on location and size of neuroanatomical lesion in Vietnam veterans with penetrating head injury. Percept Mot Skills 71:1120-1122
29. Parvizi J, Anderson SW, Martin CO et al (2001) Pathological laughter and crying: a link to the cerebellum. Brain 124:1708-1719
30. Provine RR (1996) Contagious yawning and laughter: significance for sensory feature detection, motor pattern generation, imitation, and evelution of social behavior. In: Heyes CM, Galef B (Eds). Social learnig in animals: the roots of colture. Academic Press, New York
31. Levisohn L, Cronin-Golomb A, Schmahmann JD (2000) Neuropsychological consequences of cerebellar tumour resection in children: cerebellar cognitive affective syndrome in a paediatric population. Brain 123:1041-1050
32. Schmahmann JD, Sherman JC (1998) The cerebellar cognitive affective syndrome. Brain 121:561-579

33. Albrecht U, Sutcliffe JS, Cattanach BM et al (1997) Imprinted expression of the murine Angelman syndrome gene, Ube3a, in hippocampal and Purkinje neurons. Nat Genet 17:75-78
34. Cottrel SS, Wilson SAK (1926) The affective symptomatology of disseminated sclerosis. J Neurol Psychpathol 7:1-30
35. Langworthy OR, Kolb LC, Androp S (1941) Disturbances of behaviour in patients with disseminated sclerosis. Am J Psychiatry 98:243-249
36. Sugar C, Nadell R (1943) Mental symptoms in multiple sclerosis. J Nerv Ment Dis 98:267-280
37. Pratt RTC (1951) An investigation of the psychiatric aspects of disseminated sclerosis. J Neurol Neurosurg Psychiatry 14:326-335
38. Surridge D (1969) An investigation into some psychiatric aspects of multiple sclerosis. Br J Psychiatry 115:749-764
39. Zigmond AS, Snaith RP (1983) The hospital anxiety and depression scale. Acta Psychiatr Scand 67:361-370
40. Goldberg DP, Hillier VF (1979) A scaled version of the General Health Questionnaire. Psychol Med 9:139-145
41. Feinstein A, Feinstein K (2001) Depression associated with multiple sclerosis. Looking beyond diagnosis to symptom expression. J Affect Disord 66:193-198
42. Udaka F, Yamao S, Nagata H et al (1984) Pathologic laughing and crying treated with levodopa. Arch Neurol 41:1095-1096
43. Schiffer RB, Herndon RM, Rudick RA (1985) Treatment of pathologic laughing and weeping with amitriptyline. N Engl J Med 312:1480-1482
44. Robinson RG, Parikh RM, Lipsey JR et al (1993) Pathological laughing and crying following stroke: validation of a measurement scale and a double-blind treatment study. Am J Psychiatry 150:286-293
45. Andersen G, Ingeman-Nielsen M, Vestergaard K, Riis JO (1994) Pathoanatomic correlation between poststroke pathological crying and damage to brain areas involved in serotonergic neurotransmission. Stroke 25:1050-1052
46. Andersen G, Vestergaard K, Riis JO (1993) Citalopram for post-stroke pathological crying. Lancet 342:837-839
47. Sloan RL, Brown KW, Pentland B (1992) Fluoxetine as a treatment for emotional lability after brain injury. Brain Inj 6:315-319
48. Seliger GM, Hornstein A, Flax J et al (1992) Fluoxetine improves emotional incontinence. Brain Inj 6:267-270
49. Kaschka WP, Meyer A, Schier KR, Froscher W (2001) Treatment of pathological crying with citalopram. Pharmacopsychiatry 34:254-258
50. Nahas Z, Arlinghaus KA, Kotrla KJ et al (1998) Rapid response of emotional incontinence to selective serotonin reuptake inhibitors. J Neuropsychiatry Clin Neurosci 10:453-455
51. Mukand J, Kaplan M, Senno RG, Bishop DS (1996) Pathological crying and laughing: treatment with sertraline. Arch Phys Med Rehabil 77:1309-1311
52. Muller U, Murai T, Bauer-Wittmund T, von Cramon DY (1999) Paroxetine versus citalopram treatment of pathological crying after brain injury. Brain Inj 13:805-811

6 Disturbi somatoformi

V. Zipoli M.P. Amato

A causa dell'estrema variabilità della sintomatologia d'esordio della sclerosi multipla (SM) la diagnosi differenziale tra disturbi somatoformi e sintomi attribuibili ad una specifica malattia organica è spesso difficile. Murray e Murray [1], hanno condotto un ampio studio su 400 pazienti indirizzati dallo specialista neurologo per un sospetto di SM in cui la malattia è stata esclusa al follow-up. Nel 3,5% dei casi (14 pazienti) la diagnosi era di depressione, ansia o disturbo di somatizzazione, un tempo identificato come *isteria*.

Al contrario, soggetti affetti da SM possono essere inizialmente inquadrati come pazienti psichiatrici. Skegg e coll [2] hanno osservato che in una coorte di 91 pazienti, il 16% era stato valutato dallo psichiatra nel periodo tra l'insorgenza dei sintomi e la diagnosi di SM.

Infine, pazienti con una diagnosi definita e sicura di SM possono, nel corso della malattia, sviluppare sintomi che non hanno nessun riscontro oggettivo e che vengono considerati "funzionali", "psicogeni" o "isterici". Il DSM-IV [3] include questi sintomi nella categoria diagnostica dei *disturbi somatoformi*.

Il corretto inquadramento dei disturbi somatoformi è quindi essenziale nei pazienti affetti da SM per la condotta diagnostica e terapeutica. A fronte delle importanti ricadute per la gestione clinica del malato, tuttavia, mancano in letteratura studi specifici volti all'analisi della frequenza e delle caratteristiche della comorbidità per disturbi somatoformi nella SM. Nei paragrafi seguenti sarà pertanto fornito essenzialmente un inquadramento diagnostico e clinico dei principali disturbi somatoformi nella popolazione generale.

Disturbi somatoformi

La sofferenza mentale si esprime in tre aree: nell'area della mente, come nella depressione, nell'area del comportamento, come nelle reazioni violente, e nell'area del corpo, come nei disturbi somatoformi [4]. Il termine disturbo somatoforme comprende forme cliniche diverse in cui il disturbo mentale è espresso in modo esclusivo o prevalente attraverso sintomi fisici.

I soggetti affetti da questi disturbi pongono frequentemente difficili problemi di diagnosi differenziale rispetto a varie condizioni mediche. Prima di diagnosticare la presenza di un disturbo somatoforme è necessario infatti escludere la presenza di una patologia medica sottostante, o se questa è presente chiarire se l'intensità dei sintomi non risulti proporzionata ad essa. Occorre, inoltre, escludere la presenza di meccanismi fisiopatologici capaci di spiegare la sintomatologia, come ad esempio l'ansia. Infine, deve esistere la possibilità di interpretare la sintomatologia attraverso modelli patogenetici psicosociali o psicodinamici.

In questi termini, il processo di *somatizzazione* è definito come la "tendenza ad esperienzare, concettualizzare o comunicare condizioni o contenuti psicologici attraverso sensazioni corporee, modificazioni funzionali o metafore somatiche". Il processo di somatizzazione è incoscio e avviene tutte le volte che il corpo diventa l'unico veicolo per esprimere messaggi psichici, in questo modo il linguaggio corporeo può completamente sostituire le verbalizzazione delle proprie emozioni.

Il percorso clinico di questi pazienti è tipico: si rivolgono al medico di base che li indirizza ai vari specialisti. Dopo l'espletamento dei vari esami che escludono una causa organica, viene presa in considerazione una causa psicologica che in genere viene rifiutata dal paziente che inizia un lungo peregrinaggio alla ricerca del medico che troverà una diagnosi e fornirà una cura. La vita di questi pazienti è tutta concentrata sulla "malattia" con grande limitazione funzionale.

Il DSM-IV [3] include nel gruppo dei disturbi somatoformi:

- Disturbo di somatizzazione
- Disturbo di conversione
- Disturbo algico (dolore grave e cronico che limita notevolmente la vita del paziente)
- Ipocondria (pervasiva convinzione di avere una grave malattia di cui non viene scoperta l'origine, eccessiva paura e preoccupazione riguardo allo stato della propria salute)
- Disturbo da dismorfismo corporeo (preoccupazione per qualche difetto immaginario del proprio aspetto fisico)
- Disturbo somatoforme indifferenziato e disturbo somatoforme non altrimenti specificato (sintomi fisici inspiegabili che non soddisfano i criteri per gli altri disturbi somatoformi)

Disturbo di somatizzazione

Il disturbo di somatizzazione (DS) (Tabella 1) è caratterizzato da lamentele somatiche multiple e ricorrenti, della durata di anni [4]. Il paziente presenta la propria storia clinica in modo drammatico, teatrale, esagerato e carico dal

Tabella 1. Criteri diagnostici per disturbo di somatizzazione [3]

A. Una storia di molteplici lamentele fisiche, cominciata prima dei 30 anni, che si manifestano lungo un periodo di numerosi anni e che conducono alla ricerca di trattamento o portano a significative menomazioni nel funzionamento sociale, lavorativo o in altre aree importanti

B. Tutti i criteri seguenti debbono essere riscontrabili, nel senso che i singoli sintomi debbono comparire in qualche momento nel corso del disturbo:
   - *quattro sintomi dolorosi*: una storia di dolore riferita ad almeno quattro localizzazioni o funzioni (per es. testa, addome, schiena, articolazioni, arti, torace, retto, dolori mestruali, dolore nel rapporto sessuale o durante la minzione)
   - *due sintomi gastro-intestinali*: una storia di almeno due sintomi gastro-intestinali in aggiunta al dolore (per es. nausea, meteorismo, vomito al di fuori della gravidanza, diarrea, oppure intolleranza a numerosi cibi diversi)
   - *un sintomo sessuale*: una storia di almeno un sintomo sessuale o riproduttivo in aggiunta al dolore (per es. indifferenza sessuale, disfunzioni dell'erezione o della eiaculazione, cicli mestruali irregolari, eccessivo sanguinamento mestruale, vomito durante la gravidanza)
   - *un sintomo pseudo-neurologico*: una storia di almeno un sintomo o deficit che fa pensare ad una condizione neurologica non limitata al dolore (sintomi di conversione, come alterazioni della coordinazione o dell'equilibrio, paralisi o ipostenia localizzate, difficoltà a deglutire o nodo alla gola, mancamenti, afonia, ritenzione urinaria, allucinazioni, perdita della sensibilità tattile o dolorifica, diplopia, cecità, sordità, convulsioni, sintomi dissociativi come amnesia, oppure perdita di coscienza con modalità diverse dai mancamenti)

C. L'uno o l'altro dei seguenti:
   - dopo le appropriate indagini, ciascuno dei sintomi del criterio B non può essere esaurientemente spiegato con una condizione medica generale conosciuta o con gli effetti diretti di una sostanza (per es. una droga di abuso o un medicinale)
   - quando vi è una condizione medica generale collegata, le lamentele fisiche o la menomazione sociale o lavorativa che ne deriva risultano sproporzionate rispetto a quanto ci si dovrebbe aspettare dalla storia, dall'esame fisico e dai reperti di laboratorio

D. I sintomi non sono prodotti intenzionalmente o simulati (come nel disturbo fittizio o nella simulazione).

punto di vista emozionale. In genere arriva dal medico portando una quantità impressionante di cartelle cliniche e di esami strumentali, accusando i medici che ha precedentemente consultato di non aver "capito niente" della sua condizione.

Il DS ha una prevalenza del 2% nelle donne e dello 0,2% negli uomini. L'età d'esordio in genere è inferiore ai 30 anni. È frequente la comorbidità con la depressione, ma soprattutto con i disturbi di personalità (70%). In particolare si osserva il disturbo di personalità di tipo istrionico (espressione teatrale ed esagerata dei sintomi, bisogno di attirare l'attenzione), passivo-dipendente (bisogno di accudimento) e paranoideo (preoccupata sensazione o convinzione di non essere presi in considerazione dai medici). Il disturbo presenta un andamento cronico e spesso porta ad abuso di farmaci ed all'insorgenza di patologie iatrogene.

Disturbo di conversione

Il disturbo di conversione (DC) (Tabella 2) corrisponde al quadro clinico che in passato veniva definito *nevrosi isterica*. Il DC è costituito da disturbi fisici che riflettono disagi e conflitti psichici eccedenti le capacità del soggetto [4]. Per ristabilire l'equilibrio psichico il soggetto converte inconsciamente la sofferenza mentale in sofferenza somatica. I sintomi di conversione non sono una generica risposta alla stress, ma sono un'espressione simbolica di un conflitto, una modalità di espressione di eventi bio-psico-sociali complessi.

La diagnosi non viene fatta solo per esclusione di cause organiche riconoscibili, ma è necessario trovare una connessione tra l'evento sintomatico ed un evento precipitante che ha determinato un conflitto psicologico, oppure la presenza di un guadagno secondario come l'eliminazione di esigenze e situazioni indesiderate attraverso lo sviluppo di un sintomo fisico.

Tabella 2. Criteri diagnostici per disturbo di conversione [3]

A. Uno o più sintomi o deficit riguardanti funzioni motorie volontarie o sensitive, che suggeriscono una condizione neurologica o medica generale
B. Si valuta che qualche fattore psicologico sia associato col sintomo o col deficit, in quanto l'esordio o l'esacerbazione del sintomo o del deficit è preceduto da qualche conflitto o altro tipo di fattore stressante
C. Il sintomo o deficit non è intenzionalmente prodotto o simulato (come nei disturbi fittizi o nella simulazione)
D. Il sintomo o deficit non può, dopo le appropriate indagini, essere pienamente spiegato con una condizione medica generale, o con gli effetti diretti di una sostanza, o con una esperienza o comportamento culturalmente determinati
E. Il sintomo o deficit causa disagio clinicamente significativo, o menomazione nel funzionamento sociale, lavorativo, o in altre aree importanti, oppure richiede attenzione medica
F. Il sintomo o deficit non è limitato a dolore o a disfunzioni sessuali, non si manifesta esclusivamente nel corso di un disturbo di somatizzazione, e non risulta meglio spiegabile con un altro disturbo mentale.
G. Specificare il tipo di sintomo o di deficit:
   - Con sintomi o deficit motori
   - Con sintomi o deficit sensoriali
   - Con sintomi epilettici o convulsioni
   - Con manifestazioni miste

I sintomi che si possono presentare sono i più vari, ma la caratteristica del DC non è tanto il sintomo di per sè ma lo stile espressivo del soggetto. Il DC si manifesta più frequentemente nelle donne, con un rapporto da 2:1 a 5:1, nelle aree rurali, in soggetti poco istruiti e di classe socio-economica inferiore.

La diagnosi è complicata dal fatto che spesso il DC si sovrappone ad una condizione organica obiettiva, spesso di tipo neurologico. In questo caso può essere difficile differenziare la quota psichica presente nel disturbo. Solo nella metà dei casi è presente la *belle indifference* descritta da Janet, in cui il soggetto appare poco preoccupato relativamente alla gravità dei sintomi che presenta.

Disturbo fittizio

Il disturbo fittizio (DF) (Tabella 3) non fa parte dei disturbi somatoformi ma deve essere messo in diagnosi differenziale con essi. Il DF è caratterizzato dalla presenza di sintomi fisici e psichici prodotti o finti intenzionalmente dal soggetto al fine di assumere il ruolo di malato sulla base di una motivazione psichica [5]. Il soggetto è consapevole dell'inganno, ma è incapace di controllarsi; si tratta infatti di atti compulsivi: il soggetto è incapace di astenersene anche se conosce i rischi connessi. Il comportamento cosciente è finalizzato al raggiungimento di obiettivi inconsci.

Il DF può rappresentare non tanto una tipica bugia della cui falsità si è consapevoli, ma il modo di confermare una verità personale di malattia.

La diagnosi di DF implica sempre la presenza di una sottostante alterazione psicopatologica, spesso costituita da un disturbo di personalità grave.

I DF devono essere distinti dalla simulazione, in cui c'è un controllo volontario dei sintomi per conseguire uno scopo facilmente identificabile in base alle circostanze (sottrarsi dal servizio militare, ottenere premi assicurativi). Il termine DF comprende varie modalità di comportamento. La forma più grave è costituita dalla Sindrome di Münchausen caratterizzata dalla cronicizzazione del DF con finzioni di malattia, bugie patologiche e vagabondaggio. È più frequente in uomini di basso livello sociale ed economico con disadattamento cronico. La forma meno grave è invece tipica di donne giovani, di classe sociale medio-elevata, intelligenti, dotate di un certo livello di istruzione, anche di tipo medico. È costituita dall'esagerazione di sintomi fisici o dalla deliberata finzione di malattia per evitare responsabilità minori, negare il fallimento, attenuare con modalità masochista il senso di colpa, suscitare risposte di accudimento e cura da parte della famiglia o da altri in modo socialmente approvato, dominare figure genitoriali che sono prima provocate e poi sconfitte nei loro intenti terapeutici. Il DF diventa lo strumento per concretizzare e legittimare la sensazione di disagio suscitando risposte di cura nell'ambito di un contesto strutturato e relativamente sicuro. In alcuni casi, quando sono presenti aspetti borderline o psicotici, la creazione di condizioni patologiche e l'assunzione del ruolo di malato diventano il fulcro della vita.

Il DF può essere costituito dal semplice resoconto di sintomi inesistenti (dolore, formicolii o disturbi visivi) dalla fabbricazione dei segni della malattia (surriscaldare il termometro, mettere del sangue nelle urine), fino a condotte autolesioniste (prodursi delle ferite per indurre anemie, prendere medicinali per scatenare gli effetti collaterali). In genere la vita infantile di questi soggetti è stata carente di affetto, spesso vengono riferiti episodi di violenza o abuso da parte dei genitori. Il soggetto assume uno stile manipolativo in cui i desideri e le aspettative non sono espressi a parole ma attraverso sintomi fisici.

Tabella 3. Criteri diagnostici per disturbi fittizi [3]

A. Produzione o simulazione intenzionale di segni o sintomi fisici o psichici
B. La motivazione di tale comportamento è quella di assumere il ruolo di malato
D. Sono assenti incentivi esterni per tale comportamento (per es. un vantaggio economico, l'evitamento di responsabilità legali o il miglioramento del proprio benessere fisico, come nella simulazione)

Trattamento

Il trattamento dei disturbi somatoformi è molto complesso [4, 5]. Il paziente ha comunque dei sintomi che, pur non avendo una connotazione organica, determinano una sofferenza che va in qualche modo attenuata. In primo luogo è necessario instaurare una relazione sincera di cura e comprensione, facendo capire al paziente che si sono presi in considerazione i suoi sintomi e soprattutto lo stato di sofferenza che ne deriva. Occorre raccogliere un'anamnesi accurata degli eventi esistenziali e stressanti per collocare la comparsa dei sintomi in relazione ad essi.

Una volta escluse cause organiche, si può far notare al paziente la relazione tra la comparsa dei suoi sintomi e l'evento stressante, suggerendola come ipotesi da prendere in considerazione, e facendo in modo che il paziente accetti la consulenza psichiatrica come un'altra delle tante consulenze specialistiche già effettuate. Solo quando il paziente si sente trattato come un vero malato e percepisce la volontà del medico di risolvere la sua sofferenza, si può inviare dallo specialista psichiatra.

Il trattamento farmacologico è necessario se è presente una comorbidità come i disturbi dell'umore e d'ansia, mentre il trattamento d'elezione dei disturbi somatoformi è la psicoterapia. L'obiettivo è quello di chiarire le dinamiche e gli eventi che hanno determinato il processo di somatizzazione ed aiutare il paziente a costruire le attrezzature mentali con le quali affrontare i conflitti e gli eventi con modalità più mature. Nel DF, dove esiste una volontarietà di produzione del sintomo, può essere necessario fornire al soggetto metodi per "salvare la faccia", permettendogli di attribuire l'eventuale scomparsa del sintomo ad interventi terapeutici anche suggestivi (placebo, ipnosi, ecc.).

Bibliografia

1. Murray TJ, Murray SJ (1984) Characteristics of patients found not to have multiple sclerosis. Can Med Ass J 131:336-337
2. Skegg K, Corwin PA, Skegg DCG (1988) How often is multiple sclerosis mistaken for a psychiatric disorder? Psychol Med 18:733-736
3. American Psychiatric Association (1994) Diagnostic and Statistical Manual of the American Psychiatric Association Fourth Edition. American Psychiatric Press, Washington DC
4. Rossi R, Scarsi FJ, Giannotti D (2002) I disturbi somatoformi. In: Pancheri P e Cassano B (eds) Trattato Italiano di Psichiatria, Seconda Edizione. Pancheri P e Cassano B (coordinatori). Masson, Paris, pp 2193-2216
5. Gabrielli F (2002) Disturbi fittizzi. In: Pancheri P e Cassano B (eds) Trattato Italiano di Psichiatria, Seconda Edizione. Masson, Paris, pp 2257-2274

7 Strategie di coping

V. Zipoli, B. Goretti, G. Siracusa

La relazione tra sclerosi multipla (SM) e stress psicologici è stata ipotizzata già da Charcot, nella prima descrizione della malattia [1], e sembra essere bidirezionale. Da una parte la malattia rappresenta di per sé una fonte di stress, a causa dell'esordio nelle fasi più produttive della vita, dell'imprevedibilità del decorso e dell'impatto sulla qualità della vita dell'individuo; dall'altra è stato più volte ipotizzato che gli eventi stressanti possano avere un ruolo nella patogenesi della SM o nella comparsa delle ricadute [2].

Stress, coping e strategie di coping

Il benessere psichico dell'individuo dipende da complessi meccanismi che cercano di mantenere un equilibrio omeostatico. Ogni stimolo fisico e psichico che compromette questo equilibrio induce un processo di adattamento dinamico finalizzato a garantire la sopravvivenza dell'individuo e della specie.

Il termine *stress* fu utilizzato per la prima volta da Selye nel 1936 [3] che lo definì "risposta aspecifica dell'organismo ad ogni richiesta effettuata su di esso". Successivamente Mason [4] chiarì il ruolo decisivo nella reazione di stress dell'attivazione emozionale attraverso le strutture del sistema limbico, riconosciuto come luogo di coordinamento e di controllo delle risposte biologiche attraverso le sue connessioni con il sistema ipotalamo-ipofisario. L'attivazione emozionale si manifesta a livello biologico-somatico (modificazioni neurovegetative ed endocrine) ed a livello psicologico-comportamentale (sequenze motorie di lotta e fuga). La reazione di stress è caratterizzata da una risposta multi ormonale [4] che permette un miglior adattamento metabolico dell'organismo in condizioni particolare di richiesta ambientale.

In passato si riteneva che la risposta agli eventi stressanti fosse aspecifica, cioè indipendente dalle caratteristiche e dal tipo di stimolo; quest'ipotesi si basava soprattutto su studi condotti in modelli animali [3]. Successivamente studi condotti sull'uomo hanno evidenziato come individui diversi reagiscono allo stesso stimolo con risposte assai diverse [5]; Lazarus ha supposto che nell'uomo lo stimolo sia elaborato attraverso processi di tipo cognitivo che gli attribuiscono una specifica coloritura emozionale [5].

La risposta nell'uomo dipende dall'entità oggettiva dello stimolo e dal significato che lo stimolo assume per il singolo individuo; il modello cognitivo presuppone una prima valutazione dello stimolo in base alle conoscenze che l'individuo ha acquisito in esperienze passate. Questa valutazione, permette di stabilire se lo stimolo costituisca un evento irrilevante, positivo o minaccioso. Quando lo stimolo viene riconosciuto come potenzialmente pericoloso viene fatta una valutazione secondaria che permette di elaborare una risposta adeguata [5].

Quando lo stimolo, interno o esterno, viene valutato eccedente le risorse personali s'innescano le strategie di coping, che possono essere definite come l'insieme di tentativi comportamentali e cognitivi messi in atto da un individuo per far fronte ad una particolare condizione percepita come stressante con lo scopo di superarla, di evitare l'esposizione ad essa o di ridurne gli eventuali svantaggi [6-8]. Il coping viene generalmente distinto in due categorie: coping focalizzato sulle emozioni (*emotion-focused coping*) (CFE) ed il coping focalizzato sul problema (*problem-focused coping*) (CFP) [9, 10].

Il concetto di CFP si riferisce al tentativo di risoluzione del problema attraverso il compimento di azioni che tendono a cambiare le cose, cercando informazioni su cosa fare, tenendo a freno azioni impulsive e premature e confrontandosi con le eventuali persone responsabili di quel problema specifico.

Il concetto di CFE si riferisce alle reazioni emotive finalizzate a ridurre l'impatto emotivo di situazioni stressanti. Alcune strategie di alleviamento dello stress che le persone utilizzano spontaneamente si basano su una rivalutazione cognitiva delle situazioni, mirata a renderle meno spiacevoli o difficili da tollerare [10]. Tali strategie consistono ad esempio nel considerare i problemi come sfide e incentivi per la promozione delle proprie abilità, nel concentrarsi sugli aspetti positivi delle situazioni che altrimenti sembrerebbero negative, nel riflettere su quanto le cose potrebbero andare peggio, nel collocare i piccoli problemi in una prospettiva più ampia, nel riesaminare le proprie priorità o nel cercare conforto negli altri. Altre strategie di riduzione dello stress sono più vicine alla fuga dalla situazione stressante e consistono, per esempio, nell'evitare di pensare al problema, negando la sua esistenza e fuggendo da esso, nello scherzarci sopra o minimizzare, nel cercare di tranquillizzarsi e rilassarsi, nel focalizzare l'attenzione su altre situazioni concomitanti, o nell'alterare il senso di quello che succede e fantasticare come in un sogno ad occhi aperti. Talvolta l'individuo può fare ricorso all'alcool, alle droghe o al cibo per ridurre la tensione. Queste strategie sono molto simili ai tradizionali meccanismi di difesa. Il CFE è tradizionalmente considerato una strategia palliativa, disfunzionale e maladattativa, perché non porta alla effettiva risoluzione del problema e favorisce il perdurare della situazione e l'aumento della tensione associato all'evento [11].

Cohen [12] descrive quattro sottocategorie di coping: la ricerca delle informazioni sulla natura dell'evento, la scelta e la pianificazione di soluzioni pratiche, l'evitamento della situazione e la ricerca d'aiuto e di sostegno della rete sociale.

Nell'affrontare le situazioni stressanti si utilizzano varie strategie; in genere ogni soggetto adotta delle strategie "generiche", che applica in ogni occasione stressante, e strategie specifiche mirate alla risoluzione di quel particolare problema. L'efficacia del coping non si misura attraverso il grado di riduzione della situazione stressante ma dal grado di attenuazione dello stress emotivo da essa prodotto [13].

Le strategie emotive sono enfatizzate nei soggetti ansiosi o depressi [13-16], quando la situazione sembra minacciosa per l'individuo [16], o quando le strategie CFP messe in atto hanno fallito [16] mentre le strategie CFP sono adottate quando la situazione appare controllabile e suscettibile di cambiamento [14, 15]. La scelta e l'efficacia delle strategie specifiche è influenzata da risorse esterne (familiari, amici, ambiente lavorativo, personale medico e di supporto psicologico) e da risorse interne che dipendono sia dalle strategie di coping che il paziente ha utilizzato in precedenza indipendentemente dalla malattia, sia dal confronto con i problemi direttamente correlati alla SM. Le più importanti risorse personali sono l'autostima, il realismo e la fiducia nelle proprie capacità [7].

Valutazione del coping

Uno degli strumenti più utilizzati per valutare le strategie di coping è il Ways of Coping Checklist (WCC) [17]. Il WCC è un questionario costituito da 67 items che descrivono le strategie che i soggetti usano per affrontare gli eventi stressanti. Il soggetto deve rispondere in base alla frequenza con cui utilizza la strategia descritta dall'item. L'analisi fattoriale eseguita sui risultati del questionario in soggetti sani [10] ha condotto alla suddivisione degli items in 8 sottoscale:
- Evitamento e fuga (*Escape-avoidance*)
- Distanziamento (*Distancing*)
- Riapprendimento positivo (*Positive reappraisal*)
- Accettazione delle responsabilità (*Accepting responsibility*)
- Auto-controllo (*Self-controlling*)
- Richiesta di supporto sociale (*Seeking social support*)
- Pianificazione della risoluzione del problema (*Planful problem solving*)
- Coping di confronto (*Confrontive coping*)

Le prime 6 sottoscale sono considerate strategie CFE, mentre le ultime due sono strategie CFP.

Uno studio successivo [18], ha evidenziato che le strategie utilizzate dai soggetti sani differiscono da quelle adottate dai soggetti affetti da malattie croniche disabilitanti ed hanno evidenziato tre differenti sottoscale:
- Rivalutazione cognitiva (*Cognitive reframing*)
- Riposo emozionale (*Emotional respite*)
- Aiuto diretto (*Direct assistance*)

Un altro strumento di valutazione del coping è il COPE [19], un questionario composto da 52 items suddivisi in 13 sottoscale. Cinque misurano i distinti aspetti del CFP:
- Coping attivo (*Active coping*)
- Pianificazione (*Planning*)
- Soppressione di attività concorrenti (*Suppression of competing activities*)
- Coping di contenimento (*Restraint coping*)
- Ricerca di supporto strumentale sociale (*Seeking of instrumental social support*)

Altre 5 sottoscale misurano distinti aspetti del CFE:
- Ricerca di supporto emotivo sociale (*Seeking of emotional social support*)
- Reinterpretazione positiva (*Positive reinterpretation*)
- Accettazione (*Acceptance*)
- Negazione (*Denial*)
- Affidamento alla religione (*Turning to religion*)

Le restanti 3 sottoscale misurano strategie meno usate:
- Concentrazione sulle emozioni e manifestazione delle emozioni (*Focus on and venting of emotions*)
- Disimpegno comportamentale (*Behavioral disengagement*)
- Disimpegno mentale (*Mental disengagement*)

Stress e SM

Per dimostrare la presenza di un nesso di causalità tra stress e SM occorre prima valutare la plausibilità biologica di questa relazione. Negli ultimi anni si è osservato un crescente interesse nell'interazione tra stress e sistema immunitario, nell'influenza del sistema immunitario sulla distribuzione delle sottopopolazioni di linfociti T, nella associazione tra alterazioni dell'asse ipotalamo-ipofisario e la SM e nella possibile influenza delle *stress-induced heat-shock proteins* nella patogenesi della malattia [20]. Da questi studi emerge un modello biologico plausibile che potrebbe spiegare il ruolo dello stress nella SM.

Le ricerche sulle relazione tra SM e stress sono state ostacolate dalla mancanza di uno strumento di misura valido e riproducibile dello stress. La reazio-

7 Strategie di coping

ne allo stress dipende dal tipo e dall'entità dell'evento stressante, e dalle caratteristiche dell'individuo che lo deve affrontare. In conseguenza a questa complessità, sono necessari strumenti di misura precisi e consistenti.

Per esaminare la frequenza di eventi stressanti nei pazienti affetti da SM sono state spesso utilizzate interviste in cui si chiedeva al paziente di riportare tutti gli eventi che avevano preceduto l'esordio o la ricaduta della SM. Questo metodo ha come limite principale il "bias da ricordo"; infatti, rispetto ai controlli sani i pazienti tendono a "ricordare" e quindi a riferire con maggior frequenza eventi stressanti nel loro passato, il che può condurre a sovrastimare erroneamente l'associazione tra stress e malattia.

Warren e coll. [21] hanno sottoposto 100 pazienti con SM e 100 pazienti affetti da altre malattie neurologiche o reumatologiche ad un'intervista sugli eventi della loro vita nei due anni precedenti l'esordio della malattia. È stato osservato che aveva presentato eventi stressanti significativi il 79% dei pazienti con SM e solo il 54% dei controlli, dimostrando la presenza di una differenza significativa tra i due gruppi ($p < 0,001$); inoltre il numero di eventi stressanti nei pazienti con SM era 3 volte più alto di quello dei controlli (180 vs 59).

Grant e coll. [22] hanno valutato gli eventi stressanti in 39 pazienti con SM in fase precoce e 40 controlli sani. La proporzione di pazienti che avevano presentato situazioni marcatamente sfavorevoli nell'anno precedente l'inizio dei sintomi era significativamente più alta rispetto a quella osservata nei controlli nell'anno precedente la valutazione (77% vs 35%). La differenza era più marcata nei 6 mesi precedenti (62% vs 15%; $p < 0,001$). Le esperienze più stressanti riguardavano situazioni di conflitto o di separazione con il coniuge, altri membri della famiglia, o amici, problemi lavorativi o di gestione delle attività domestiche e le malattie gravi o la morte di persone care.

Warren e coll. [23] hanno confrontato 95 coppie di pazienti con SM; un membro della coppia era in remissione, l'altro in ricaduta. Nei tre mesi precedenti, aveva presentato almeno un evento stressante significativo il 56,8% dei pazienti in ricaduta e solo il 28,4% dei pazienti in remissione ($p < 0,001$).

Tuttavia, il metodo più corretto per stabilire la presenza di una correlazione è quello di seguire in modo prospettico una coorte di soggetti (o di pazienti) e valutare se il verificarsi di eventi stressanti sia maggiore nel gruppo di soggetti che sviluppano la malattia (o una ricaduta).

Rabins e coll. [24] hanno confrontato la frequenza di eventi stressanti nel mese precedente la ricaduta con quella riportata negli anni precedenti, senza trovare differenze significative. La mancanza di significatività può essere dovuta alle ridotte dimensioni del campione che includeva solo 20 pazienti.

Franklin e coll. [25] hanno sottoposto 55 pazienti con SM ad un'intervista sugli eventi stressanti ad intervalli di quattro mesi fino alla comparsa di una ricaduta. Durante un follow-up medio di 20 mesi, 25 pazienti avevano presentato una ricaduta; non si sono osservate differenze significative nel numero di eventi stressanti nei 6 mesi precedenti tra il gruppo di pazienti con ricaduta e quello dei pazienti in remissione (20,2 vs 17,2). Si osservava una differenza significativa ($p < 0,05$) solo quando si consideravano solo gli "eventi estremi".

Sibley e coll. [26], in uno studio prospettico condotto su 170 pazienti con SM sottoposti ad un'intervista sugli eventi stressanti ad intervalli mensili, hanno osservato un'associazione tra la ricaduta e gli stress lavorativi o familiari (w = 0,22; $p < 0,02$).

Mohr e coll. [27], in uno studio di risonanza magnetica condotto su 36 pazienti, hanno osservato che un aumento dei conflitti e di sconvolgimenti della routine quotidiana, erano correlati ad un aumento del rischio di sviluppo di nuove lesioni captanti il gadolinio nelle 8 settimane successive (OR 1,64; $p < 0,01$); non si osservava alcuna correlazione tra evento stressante e ricadute clinicamente evidenti (follow-up 28-100 settimane).

Valutando tutti gli studi pubblicati sulla relazione tra stress e SM, il "Therapeutics and Tecnology Assessment Subcommittee of the American Academy of Neurology" [2] ha concluso che ci sono evidenze di Classe II (evidenze fornite da uno o più studi clinici ben disegnati, come studi caso-controllo o studi di coorte) sia a favore che contro l'ipotesi di un'associazione tra stress e SM. Gli autori sottolineano comunque l'esistenza di numerose limitazioni degli studi esistenti, come la mancanza di un chiaro modello biologico e la mancanza di una definizione chiara e di una misura valida dello stress.

In conclusione, nonostante l'osservazione che l'insorgenza e l'esacerbazione della sintomatologia possano essere collegati ad un'alterazione dell'ambiente sociale dell'individuo, la non sicura attendibilità dei dati retrospettici e l'insufficienza dei dati prospettici fino ad ora disponibili non permettono di stabilire con ragionevole certezza la presenza di una relazione tra stress e SM.

Strategie di coping nella SM

Sebbene la SM abbia un notevole impatto sulla qualità della vita dei pazienti e pur non essendo ancora disponibili trattamenti risolutivi, molti pazienti riescono ad adattarsi in modo soddisfacente e a convivere con la malattia. Infatti, Zeldow e Pavlou [28] in una coorte di 81 pazienti affetti da SM, hanno osservato che la metà dei pazienti presentava un buon adattamento alla malattia, mentre gli altri utilizzavano stili adattivi disfunzionali. Wineman e coll. [16], hanno osservato che il CFP e il CFE rendono conto del 44% della varianza del livello di benessere dei pazienti con SM.

Buelow [29] ha condotto uno studio in 20 pazienti affetti da SM durante la ricaduta clinica, volto ad identificare gli eventi stressanti ed i meccanismi di coping impiegati per fronteggiare questi eventi. Si è osservato che gli eventi stressanti più significativi erano la fatica, l'incapacità a svolgere il proprio lavoro, l'incertezza del futuro, la necessità di chiedere aiuto alle altre persone e i cambiamenti nelle relazioni familiari e sociali. Le strategie di coping messe più frequentemente in atto erano il fare affidamento su se stessi, il senso dell'humor e l'approfondimento delle conoscenze sulla propria situazione. L'atteggiamento fatalistico era strettamente correlato ai sentimenti di incertezza sul proprio futuro, mentre l'atteggiamento ottimistico presentava una correlazione inversa con la depressione. Non è stata osservata alcuna correlazione tra il grado di disabilità e gli eventi stressanti.

Jean e coll. [30] hanno confrontato le strategie di coping in un gruppo di 75 pazienti con SM non ospedalizzati e 26 soggetti di controllo. A tutti i soggetti sono stati somministrati il Symptom Checklist-90-Revised (SCL-90-R) [31], misura del distress psicologico, il WCC [17], per valutare le strategie di coping adottate; infine, è stato chiesto al paziente di giudicare l'efficacia delle strategie utilizzate. I due gruppi di pazienti mostravano un pattern di coping simile in risposta ad eventi generalmente stressanti, mentre per gli eventi stressanti correlati direttamente alla malattia, le strategie più utilizzate erano quelle di CFE, come l'accettazione delle responsabilità e le risposte di evitamento e fuga, considerate disfunzionali per l'adattamento alla malattia. Le strategie CFP erano adottate soprattutto per risolvere i problemi lavorativi provocati dalla malattia. Il tipo e l'efficacia del coping non erano influenzate dal livello di disabilità del paziente. Le strategie CFE erano più frequentemente adottate laddove il distress emotivo risultava essere maggiore, ad esempio in caso di depressione. L'importanza della presenza di disturbi depressivi, nella scelta di strategie di coping disfunzionali, è stata evidenziata anche da Aikens e coll. [32] e da Mohr e coll. [33]. In particolare questi ultimi, hanno osservato che bassi livelli di depressione erano correlati all'utilizzo di strategie di coping attivo, come la "rivalutazione cognitiva" e la "risoluzione del problema"; al contrario, i soggetti depressi tendevano ad utilizzare con più frequenza strategie passive come l'evitamento e fuga e il riposo emozionale, in cui il soggetto si abbandona a fantasie e sogni ad occhi aperti, evitando di affrontare la malattia. Le strategie di coping attivo erano inoltre più facilmente osservate nei pazienti con una minore compromissione neurologica e un minor livello di depressione. Secondo gli autori la correlazione tra depressione, disabilità e coping passivo può essere spiegata in vari modi. Il peggioramento del quadro clinico può indurre un disturbo depressivo che diminuisce la capacità di adottare strategie di coping attivo e aumenta i comportamenti di evitamento. D'altra parte l'adozione di strategie di coping disfunzionali possono esse stesse portare allo sviluppo di depressione.

Quest'ultima ipotesi è stata avanzata anche da Kroencke e coll. [34], che hanno osservato che la presenza di una ricaduta, il livello di incertezza correlato alla malattia e l'utilizzo di strategie di tipo CFE, correlavano con la depressione. Questi autori hanno evidenziato il ruolo fondamentale dell'incertezza dovuta alla ricaduta, nello sviluppo di strategie CFE e quindi del disturbo depressivo.

Arnett e coll. [35], hanno osservato che l'utilizzo di strategie di coping di tipo maladattativo può favorire la comparsa di depressione in pazienti con disturbi cognitivi. In questo stesso studio è stato osservato che la presenza del deficit cognitivo non preclude la possibilità di usare strategie di CFP.

O'Brien [36], in una coorte di 101 pazienti con SM a decorso cronico-progressivo, ha osservato che l'utilizzo di strategie CFP era correlato ad una maggiore autostima, mentre era indipendente dal supporto sociale. In questo studio, la strategia più utilizzata era quella di confronto attivo mirato alla risoluzione del problema.

Rumpf e Wessel [37] in una coorte di 210 pazienti con SM hanno osservato che i pazienti con una maggior durata di malattia presentavano più frequentemente strategie di coping attivo con autoaffermazione o affidamento nella religione, mentre i pazienti in fase più precoce mostravano più frequentemente depressione ed atteggiamenti superficiali nei confronti della malattia. Questo studio suggerisce che nel corso della malattia ci sia un miglior adattamento dovuto ai cambiamenti nelle strategie di coping.

Lasar e Kotterba [38] hanno osservato che durante le fasi di peggioramento della malattia sono più facilmente adottate strategie di coping di tipo depressivo.

Warren e coll. [23] hanno confrontato l'entità dello stress e le strategie di coping in 190 pazienti: 95 in fase di ricaduta e 95 in fase di remissione. I pazienti in ricaduta mostravano un maggior numero e una maggiore intensità di eventi stressanti, un minor numero di eventi piacevoli ed una maggior tendenza ad usare le strategie di CFE rispetto a quelle di CFP.

Kroencke e Denney [39] hanno valutato lo stress ed il coping in una coorte di 61 pazienti con SM, distinguendoli in base alla fase di malattia: 11 pazienti erano in fase di ricaduta, 31 in fase di remissione e 19 nella fase cronico-progressiva della malattia. I pazienti sono stati sottoposti a tre questionari relativi agli eventi nei precedenti 6 mesi: la Hassles Scale [40], che valuta la presenza di situazioni di stress in termini di eventi irritanti, frustranti e angoscianti, la Uplifts Scale [40] che valuta la presenza di eventi piacevoli o edificanti, e la WCC [10]. Non si sono osservate differenze significative tra i tre gruppi di pazienti nella presenza di eventi piacevoli. Per quanto riguarda gli eventi stressanti si evidenziava una differenza statisticamente significativa solo tra il gruppo dei pazienti in ricaduta rispetto al gruppo cronico-progressivo. Questa differenza manteneva la significatività anche quando corretta per la durata della malattia ed il numero dei sintomi. Il paziente cronico sembra quindi presentare un miglior adattamento ai sintomi, rispetto al paziente in ricaduta, quindi sembra che più che il sintomo di per sé, sia fonte di stress l'imprevedibilità della comparsa del sintomo. In questo studio, è stato osservato che un maggior numero di eventi stressanti correla con le seguenti sottoscale del WCC: evitamento e fuga, distanziamento, accettazione delle responsabilità, auto-controllo, coping di confronto; gli autori hanno definito questo nuovo sottogruppo come "passivo", "evitante" o "aggressivo". Al contrario un minor numero di eventi stressanti correla con le restanti sottoscale: risoluzione del problema, ricerca di supporto sociale e riapprendimento positivo, definito come coping attivo costruttivo. Mentre la distinzione in CFP e CFE non permetteva di distinguere i tre gruppi di pazienti, con questa nuova suddivisione emergevano differenze significative tra il gruppo di pazienti in ricaduta e quello cronico-progressivo: i pazienti in ricaduta, infatti, utilizzavano più spesso il coping passivo ($F = 3,2$;

$p = 0,05$). Tuttavia, quando corretta per durata di malattia e numero di sintomi, questa differenza perdeva di significatività. Questo studio a differenza di quello di Warren e coll. [23], non ha evidenziato differenze tra il gruppo di pazienti in ricaduta e quello in remissione, probabilmente per le minori dimensioni del gruppo di pazienti (95/95 vs 11/31).

Sebbene sia ampiamente usato, il WCC contiene items ambigui e difficili da interpretare. Inoltre Pakenham [41], ha osservato che non comprende le strategie di coping adottate per far fronte alla SM ed ha sottolineato l'importanza di sviluppare un questionario mirato a questa patologia. A questo scopo 135 pazienti con SM sono stati sottoposti ad un'intervista mirata ad identificare le strategie di risoluzione dei problemi che si erano trovati ad affrontare. Sono state quindi identificate 36 diverse strategie di coping, utilizzate per costituire un nuovo questionario definito Coping with MS Scale (CMSS). Il CMSS è stato poi somministrato a 414 pazienti per la valutazione della frequenza d'uso delle singole strategie e della loro efficacia in termini di adattamento alla malattia.

L'analisi fattoriale eseguita sulle risposte al questionario ha rivelato la presenza di 7 tipi di coping:
- Risoluzione del problema (*Problem solving*): concentrare gli sforzi su quello che c'è da fare, pianificando gli interventi
- Accettazione (*Acceptance*): accettare quello che è successo, scherzarci sopra, pensare che altri stanno peggio, imparare a vivere con il problema
- Controllo della propria salute (*Personal health control*): usare tecniche di rilassamento, terapie alternative, affidarsi alla religione
- Riposo emozionale (*Emotional release*): cercare di capire, esplorare, controllare o tenere fuori le proprie emozioni
- Assistenza fisica (*Physical assistance*): utilizzare ausili, modificare l'ambiente
- Evitamento (*Avoidance*): allontanarsi dalla cose da fare, fare finta che non sia successo niente, affidare agli altri il problema
- Conservazione delle energie (*Energy conservation*): stare a riposo, conservare le energie, evitare le situazioni che aggravano il problema

Pakenham [41] ha osservato che queste strategie rendono conto del 38.4% della varianza delle capacità di adattamento. In particolare ha osservato che le prime 4 tipologie erano associate ad un miglior adattamento alla malattia. Le condotte di evitamento erano invece correlate ad un peggior adattamento. I pazienti più disabili adottavano più frequentemente strategie di assistenza fisica e di conservazione delle energie.

Alcuni autori hanno focalizzato l'attenzione non tanto sulle strategie di coping, ma sul diverso ruolo di altre componenti psicologiche nel processo di adattamento sociopsicologico alla SM. Ad esempio, Brooks e Matson [42], hanno valutato l'adattamento alla malattia e l'autostima in una coorte di 103 pazienti con SM in fase media e tardiva (durata media di malattia: 17 anni), seguiti per 7 anni. La maggioranza dei pazienti mostrava un buon adattamento alla malattia. Il migliore adattamento si osservava nei pazienti che avevano accettato la malattia, conservando una maggiore autostima e facendo affidamento su se stessi, mentre presentavano uno scarso adattamento coloro che si rifugiavano nella religione o si affidavano ad altri. Le femmine mostravano più frequentemente una maggiore autostima, rispetto ai maschi. Comunque, in questo studio, il numero di ricadute verificatesi negli ultimi sette anni era il più forte predittore dei processi di adattamento della malattia, anche se un adattamento soddisfacente alla malattia è garantito dal riuscire a conservare un'immagine positiva di sé.

Se gli studi sul coping nei pazienti con SM iniziano ad essere numerosi, le ricerche che riguardano le persone che si prendono cura di esse (*caregivers*), sono ancora limitati. A questo riguardo Gulick [43] ha osservato che i caregivers utilizzavano prevalentemente strategie di CFP. Le strategie di CFE prevalevano quando i pazienti erano in un rapporto di dipendenza con i caregivers (fuga e rabbia) o quando il caregiver era a sua volta malato (prendere le distanze). Le strategie di pianificazione erano più utilizzate dai maschi. I coniugi, rispetto agli altri caregivers, adottavano più frequentemente stili di ambivalenza, e più raramente di presa delle distanze o di fuga e rabbia.

Con la stessa metodica che ha portato allo sviluppo del CMSS, Pakenham [41] ha sviluppato un questionario per i caregivers, chiamato Coping with MS Care Giving Inventory (CMSCI). I risultati della somministrazione del CMSCI a 247 caregivers hanno evidenziato 2 stili di coping, uno di tipo individuale (evitamento, ricerca di assistenza pratica, fornire assistenza pratica, rivalutazione positiva) e uno diretto al rapporto tra caregiver e paziente (supporto, criticismo e coercizione). I migliori risultati in termini di adattamento sono ottenuti con l'utilizzo di rivalutazione positiva e supporto, mentre l'evitamento ed il criticismo hanno una minima efficacia.

Conclusioni

La SM è una malattia che ha un notevole impatto nella vita del paziente. Per far fronte alle problematiche che la malattia induce, i pazienti mettono in atto strategie diverse. Senza dubbio le strategie attive (affrontare il problema, cercare aiuto e supporto sociale) permettono un miglior adattamento rispetto alla strategie passive (evitamento, prendere le distanze). L'utilizzo di strategie attive non sembra essere pregiudicato dalla presenza di disturbi cognitivi, mentre la depressione può favorire l'adozione di strategie di fuga ed evitamento. D'altra parte le strategie passive, portando ad un mancato adattamento alla malattia, possono favorire lo sviluppo di depressione.

Per migliorare la qualità della vita dei pazienti è quindi necessario identificare quei pazienti che utilizzano strategie di coping inadeguate o insoddisfacenti ed aiutarle a recuperare un controllo sulla malattia, attraverso l'utilizzo di strategie più funzionali.

Bibliografia

1. Charcot JM (1879) Lecture on the disease of the nervous system. New Sydenham Society, London 157-222
2. F Goodin DS, Ebers GC, Johnson KP et al (1999) The relationship of MS to physical trauma and psychological stress: report of the Therapeutics and Technology Assessment Subcommittee of the American Academy of Neurology. Neurology 52:1737-1745
3. Selye H (1936) A syndrome produce by divers nocous agents. Nature 138:32
4. Mason JV (1959) Psychological influence on the pituitary-adrenal cortical system. In: Mason JV (ed) Recent progress in hormone research. Academic Press, New York
5. Lazarus RS (1968) Emotions and adaption: Conceptual and empirical relations. In: Arnold WJ (ed) Nebraska symposium on Motivation (Vol 16). University of Nebraska Press, Lincoln
6. Harper AC, Harper DA, Chambers LW et al (1986) An epidemiologic description of physical, social, and psychological problems in multiple sclerosis. J Chronic Dis 39: 305-310
7. Lazarus RS, Folkman S (1984) Stress, Appraisal and Coping. Springer-Verlag, Berlin Heidelberg New York
8. Cohen F, Lazarus RS (1979) Coping with the stresses illness. In: Stone GC, Cojen F, Adler and associates (eds) Health psychology. A handbook. Theories, applications and challenges of a psychological approach to the health care system. Jossey-Bass, San Francisco, pp 217-254
9. Butler RW, Damarin FL, Beaulieru C et al (1989) Assessing cognitive coping strategies for acute postsurgical pain. Psychology 1: 41-44
10. Folkman S, Lazarus RS (1985) If it changes it must be a process: study of emotion and coping during three stages of a college examination. J Pers Soc Psychol 48:150-170
11. Katz JL, Weiner H, Gallagher TF, Hellman L (1970) Stress, distress, and ego defenses. Psychoendocrine response to impending breast tumor biopsy. Arch Gen Psychiatry 23:131-142
12. Cohen F (1987) Measurement of coping. In: SV Kasl and C.L. Cooper (eds) Stress and health: Issues in research methodology. John Wiley & Sons, New York
13. Pearlin LI, Schooler C (1978) The structure of coping. J Health Soc Behav 19:2-21
14. Billings AG, Moos RH (1984) Coping, stress, and social resources among adults with unipolar depression. J Pers Soc Psychol 46:877-891
15. Folkman S, Lazarus RS (1986) Stress-processes and depressive symptomatology. J Abnorm Psychol 95:107-113
16. Wineman NM, Durand EJ, Steiner RP (1994) A comparative analysis of coping behaviors in persons with multiple sclerosis or a spinal cord injury. Res Nurs Health 17:185-194
17. Folkman S, Lazarus RS (1988) Manual for the Wais of Coping Questionnaire. Consulting Psychologists Press, Palo Alto, CA
18. Wineman NM, Durand EJ, McCulloch BJ (1994) Examination of the factor structure of the Ways of Coping Questionnaire with clinical populations. Nurs Res 43:268-273
19. Carver CS, Scheier MF, Weintraub JK (1989) Assessing copng strategies: a theoretically based approach. J Pers Soc Psychol 56:267-283
20. van Noort JM (1996) Multiple sclerosis: an altered immune response or an altered stress response? J Mol Med 74:285-296

21. Warren S, Greenhill S, Warren KG (1982) Emotional stress and the development of multiple sclerosis: case-control evidence of a relationship. J Chronic Dis 35:821-831
22. Grant I, Brown GW, Harris T (1989) Severely threatening events and marked life difficulties preceding onset or exacerbation of multiple sclerosis. J Neurol Neurosurg Psychiatry 52:8-13
23. Warren S, Warren KG, Cockerill R (1991) Emotional stress and coping in multiple sclerosis (MS) exacerbations. J Psychosom Res 35:37-47
24. Rabins PV, Brooks BR, O'Donnell P et al (1986) Structural brain correlates of emotional disorder in multiple sclerosis. Brain 109:585-597
25. Franklin GM, Nelson LM, Heaton RK et al (1988) Stress and its relationship to acute exacerbations in multiple sclerosis. J Neurol Rehab 2:7-10
26. Sibley WA (1997) Risk factors in multiple sclerosis-implication for pathogenesis. In: Crescenzi GS (ed) A multidisciplinary approach to myelin disease. NATO Advances Research Series. Plenum Press, New York, pp 227-232
27. Mohr DC, Goodkin DE, Bacchetti P et al (2000) Psychological stress and the subsequent appearance of new brain MRI lesions in MS. Neurology 55:55-61
28. Zeldow PB, Pavlou M (1988) Physical and psychosocial functioning in multiple sclerosis: Descriptions, correlations, and a tentative typology. Br J Med Psychol 61:185-195
29. Buelow JM (1991) A correlational study of disabilities, stressors and coping methods in victims of multiple sclerosis. J Neurosci Nurs 23:247-252
30. Jean VM, Beatty WW, Paul RH, Mullins L (1997) Coping with general and disease-related stressors by patients with multiple sclerosis. Relationships to psychological distress. Mult Scler 3:191-196
31. Derogatis LR (1983) SCL-90-R: Administration, Scoring and Procedures Manuals II. Clinical Psychometric Research, Baltimore
32. Aikens JE, Fischer JS, Namey M, Rudick RA (1997) A replicated prospective investigation of life stress, coping, and depressive symptoms in multiple sclerosis. J Behav Med 20:433-445
33. Mohr DC, Goodkin DE, Gatto N, Vanderwende J (1997) Depression, coping and level of neurological impairment in multiple sclerosis. Mult Scler 3:254-258
34. Kroencke DC, Denney DR, Lynch SG (2001) Depression during exacerbations in multiple sclerosis: the importance of uncertainty. Mult Scler 7:237-242
35. Arnett PA, Higginson CI, Voss WD et al (2002) Relationship between coping, cognitive dysfunction and depression in multiple sclerosis. Clin Neuropsychol 16:341-355
36. O'Brien MT (1933) Multiple sclerosis: the relationship among self esteem, social support, and coping behavior. Appl Nurs Res 6:54-63
37. Rumpf HJ, Wessel K (1995) Coping pattern and adjustment in multiple sclerosis. Nervenarzt 66:624-629
38. Lasar M, Kotterba S (1997) Coping strategies and cognitive attitudes in patients with multiple sclerosis. Wiener Klinische Wochenschrift 109: 954-959
39. Kroencke DC, Denney DR (1999) Stress and coping in multiple sclerosis: exacerbation, remission and chronic subgroups. Mult Scler 5:89-93
40. Kanner AD, Coyne JC, Schaefer C, Lazarus RS (1981) Comparison of two modes of stress measurement: daily hassles and uplifts versus major life events. J Behav Med 4:1-39
41. http://www.mssociety.com.au/research/coping-with-ms.htm
42. Brooks NA, Matson RR (1982) Social-psychological adjustment to multiple sclerosis. A longitudinal study. Soc Sci Med 16:2129-2135
43. Gulick EE (1995) Coping among spouses or significant others of persons with multiple sclerosis. Nurs Res 44: 220-225

8 Trattamenti psichiatrici in corso di sclerosi multipla

C. Ravaldi, A. Vannacci, L. Murciano, V. Ricca

È noto che i disturbi psichiatrici accompagnano frequentemente il decorso delle malattie neurologiche; riguardo alla sclerosi multipla (SM) numerosi dati in letteratura riportano un'elevata incidenza di sintomi psichiatrici precedenti l'esordio o successivi allo sviluppo della patologia neurologica (Tabelle 1, 2). Alcune manifestazioni psicopatologiche sono reattive alla presenza della malattia neurologica, altre invece sono riconducibili alla presenza di aree di demielinizzazione in regioni cerebrali implicate nel comportamento emotivo [1, 2].

La frequenza delle complicanze psichiatriche varia a seconda della fase di malattia, passando da percentuali di circa il 40% nei pazienti in remissione, fino al 90% nelle fasi di esacerbazione. Fra i sintomi psichiatrici più frequenti soprattutto all'esordio troviamo l'euforia, presente in circa il 30-60% dei casi, con percentuali variabili a seconda della fase di malattia considerata e dell'omogeneità del campione. Lo stato euforico è caratterizzato da un senso di benessere mentale e buon umore accompagnati da iperreattività emozionale (scoppi di gioia e risa eccessivi e inappropriati); nella maggioranza dei casi viene riportato un senso di benessere anche fisico, fino a configurare un quadro sovrapponibile ad una franca maniacalità.

Un'altra frequente patologia psichiatrica associata alla SM è la depressione, che è presente in un numero di soggetti variabile dal 25% al 50%. ed è più frequente nei pazienti con coinvolgimento cerebrale. Lo stato depressivo può essere il più rilevante e precoce segno di malattia, fino a precedere i sintomi fisici della patologia [3] e non sembra essere correlato né con la durata di malattia, né col grado di *impairment* socio-cognitivo. Una relazione fra sintomatologia depressiva e stato di attività della malattia è stata descritta in molti lavori, secondo i quali i sintomi depressivi si riesacerbano durante le riacutizzazioni delle *poussées* o l'aggravarsi dei sintomi. Molti autori considerano la compresenza di queste due patologie come risultante della somma delle componenti biologica e genetica, una componente psicologica reattiva e i diversi fattori individuali implicati (personalità, significato della malattia nella vita dell'individuo, presenza/assenza di un valido supporto sociale, durata e andamento della malattia).

Tabella 1. Sclerosi multipla e patologie psichiatriche: caratteristiche

	Precedenti l'esordio	Successive all'esordio	Indotte da terapia
Disturbi depressivi	x	x	x
Euforia	x	x	x
Mania	x	x	x
Riso e pianto patologici		x	
Disturbi psicotici	x		
Disturbi di personalità	x		
Disturbi d'ansia	x		

Tabella 2. Sclerosi multipla e patologie psichiatriche: trattamento

Diagnosi	Trattamento
Disturbi depressivi	SSRI, ADT
Euforia	-
Mania	Stabilizzanti dell'umore
Riso e pianto patologici	SSRI, ADT
Disturbi psicotici	Antipsicotici
Disturbi di personalità	-
Disturbi d'ansia	SSRI, benzodiazepine, valproato

ADT, antidepressivi triciclici; *SSRI*, inibitori selettivi della ricaptazione della serotonina

Il quadro clinico può variare per gravità e per categoria diagnostica, spaziando dalle forme franche a quelle mascherate, da episodi depressivi maggiori con sintomi melanconici al disturbo bipolare; il precoce ed adeguato riconoscimento dei sintomi affettivi permette una buona risposta alla farmacoterapia, pur presentando un alto tasso di ricadute alla sospensione [4]. La sindrome maniacale è piuttosto rara, se si eccettuano i casi di origine iatrogena (determinati dal trattamento con glicocorticoidi e corticotropine) [5]. Rari sono i casi di quadri psicotici schizofrenici o paranoidi, con percentuali sovrapponibili a quelle della popolazione generale, nonostante la loro frequenza sia maggiore in concomitanza alla terapia con glicocorticoidi. I disturbi d'ansia sono poco frequenti, mentre i disturbi somatoformi, come la conversione isterica, sono descritti precedere o accompagnare la malattia, ostacolando o ritardando in alcuni casi la diagnosi di SM.

La presenza di sintomi psichiatrici in corso di SM è dunque piuttosto frequente, e può essere sia un effetto diretto della patologia neurologica, sia una reazione psicologica alla patologia stessa, sia l'effetto iatrogeno della farmacoterapia utilizzata per il disturbo neurologico. Risulta pertanto molto frequente l'utilizzo di psicofarmaci nella terapia delle manifestazioni organiche e non della patologia neurologica, così come l'associazione di psicofarmaci con le terapie immunosoppressive allo scopo di prevenire le ricadute depressive.

Nel presente capitolo verranno descritti i diversi utilizzi degli psicofarmaci nella SM, con particolare riferimento agli antidepressivi e agli stabilizzanti dell'umore, e gli interventi psicoterapici di supporto in corso di trattamento della patologia demielinizzante.

Terapia dei disturbi psichici in corso di sclerosi multipla

La terapia dei disturbi psichiatrici in corso di SM non si discosta in linea generale dalla terapia dei singoli disturbi psichiatrici, anche se è opportuno considerare l'effetto dei singoli farmaci impiegati in rapporto sia con le espressioni fisiche della SM (tremori, spasticità, astenia, etc.), sia in rapporto ai possibili effetti collaterali. Il trattamento dei sintomi psichiatrici, anche se di modesta entità e non perfettamente inquadrabili in una diagnosi piena secondo i criteri DSM IV, assume particolare importanza per il generale miglioramento della qualità della vita dei pazienti affetti e per promuovere una maggiore compliance al trattamento della malattia neurologica di base [6, 7]. Per questa ragione, la terapia dei sintomi psichiatrici in corso di SM dovrà preferibilmente essere una terapia integrata, basata sull'impiego di farmacoterapia e psicoterapia; di potenziale utilità appare poi l'utilizzo di semplici gruppi d'auto aiuto, fin dal momento della diagnosi, i quali sembrerebbero avere un ruolo facilitante rispetto alla *compliance* al trattamento e nella riduzione dei sintomi depressivi reattivi alla diagnosi di SM [8].

Antidepressivi triciclici

Nonostante la disponibilità di nuovi farmaci antidepressivi dal migliore profilo tossicologico, gli antidepressivi triciclici (ADT) sono ancora considerati di prima scelta in caso di depressione di livello moderato-grave. Gli ADT inibiscono in maniera aspecifica la ricaptazione di numerose amine biogene, in particolare noradrenalina, serotonina e, in minore misura, dopamina. Tali farmaci possiedono inoltre attività sedativa poiché antagonizzano i recettori muscarinici per l'acetilcolina, i recettori H_1 per l'istamina ed i recettori α_1-adrenergici. L'effetto antidepressivo si manifesta tipicamente dopo 3-4 settimane, nonostante l'aumento della concentrazione intersinaptica di monoamine determinato dal blocco presinaptico degli autoreattori inibitori si manifesti fin dalle prime somministrazioni di ADT. L'ipotesi corrente è che tale tempo sia necessario alla messa in atto di una *down-regulation* dei recettori postsinaptici, che nel lungo termine sarebbe responsabile dell'effetto antidepressivo.

L'utilizzo degli ADT nei pazienti affetti da SM è sostenuto da un numero limitato di studi clinici [9, 10] e sono stati descritti anche casi di viraggio maniacale indotti da tali farmaci [11]. In particolare, il potenziamento con ADT della psicoterapia in pazienti con SM affetti da depressione si è dimostrato significativamente più efficace rispetto alla combinazione con placebo, nel migliorare l'aderenza al trattamento e l'*outcome* generale della malattia [9].

Nonostante questi dati incoraggianti, l'utilizzo degli ADT in corso di SM dovrebbe essere considerato di seconda scelta, a causa dei numerosi effetti collaterali che risultano ancor meno tollerati in pazienti con una patologia neurologica di base. Il loro utilizzo dovrebbe essere pertanto considerato soltanto in caso di mancata risposta a una terapia con inibitori selettivi della ricaptazione della serotonina effettuata con tempi e dosi adeguate.

I farmaci e le dosi consigliati sono: amitriptilina (100-300 mg/die), clomipramina (25-150 mg/die), imipramina (75-200 mg/die), desimipramina (75-150 mg/die). Si consiglia di iniziare la terapia sempre con dosi basse e raggiungere gradualmente il livello terapeutico.

Inibitori selettivi della ricaptazione della serotonina

Gli inibitori selettivi della ricaptazione della serotonina (SSRI) trovano indicazione in disturbi di tipo depressivo, ansioso, nel disturbo ossessivo-compulsivo e, in alcuni casi, nei disturbi del comportamento alimentare.

Nella somministrazione acuta, gli SSRI aumentano la concentrazione di serotonina nello spazio intersinaptico a livello dei neuroni del rafe. Ciò determina in cronico una desensitizzazione degli autorecettori $5HT_{1A}$ con diminuzione del blocco inibitorio alla liberazione della serotonina. I recettori postsinapici $5HT_{2A}$ sono di conseguenza sovrastimolati e vanno incontro ad una *down-regulation*, probabile responsabile dell'effetto antidepressivo che si manifesta tipicamente dopo 4-6 settimane.

Tutti gli SSRI si sono dimostrati più efficaci del placebo nel trattamento dei sintomi depressivi e le differenze tra una molecola e l'altra sono riferite ad un variabile tropismo verso alcuni dei sintomi secondari che si trovano spesso a corollario di una sindrome depressiva.

Nei pazienti affetti da SM sono stati studiati diversi SSRI ed in particolare la sertralina (100 mg/die) si è dimostrata ben tollerata e particolarmente efficace nel migliorare i sintomi depressivi [12, 13], mentre la paroxetina (20-40 mg/die), oltre ad esercitare un effetto antidepressivo, si è rivelata utile nel trattamento dei sintomi di depersonalizzazione [14]. Relativamente ai quadri di instabilità emotiva con crisi di riso e pianto patologici, è stata descritta una efficacia terapeutica della fluvoxamina (100 mg/die) [15, 16].

Altri antidepressivi

Oltre agli ADT ed agli SSRI meritano menzione alcuni altri antidepressivi di vecchia generazione che, pur rappresentando una netta minoranza nel ventaglio terapeutico attuale della depressione, mantengono alcune indicazioni particolari e si sono dimostrati efficaci in corso di SM.

La moclobemide, un antidepressivo inibitore reversibile delle monoaminoossidasi, è risultato in uno studio in aperto (alla dose media 150-400 mg/die) piuttosto efficace e meglio tollerato degli ADT nel trattamento della depressione associata a SM [17]. Il farmaco, quando somministrato in associazione ai corticosteroidi, avrebbe dimostrato anche un effetto di normalizzazione dell'asse ipotalamo-ipofisi-surrene, frequentemente compromesso in corso di SM [18]. Tuttavia, data la possibile insorgenza di effetti collaterali di gravità potenzialmente elevata, se ne consiglia l'uso soltanto in seconda o terza battuta dopo il fallimento di SSRI e ADT.

Una nota a parte merita il farmaco S-adenosilmetionina, donatore di metili e gruppi solforati, le cui proprietà antidepressive, attribuite ad azioni aspecifiche sui sistemi monoaminergici, sono ancora piuttosto controverse. Il farmaco tuttavia sarebbe dotato di attività neuroprotettive e potrebbe favorire i processi di rimielinizzazione in corso di SM [19]. Ciò nonostante, i dati disponibili in letteratura sono al momento ancora troppo limitati per consigliarne un uso sistematico.

Stabilizzanti dell'umore

Gli stabilizzanti dell'umore trovano indicazione nel disturbo bipolare, nel disturbo da discontrollo degli impulsi, in alcuni casi nei disturbi di personalità e nei disturbi del comportamento alimentare.

Il farmaco di prima scelta utilizzato in tal senso è il carbonato di litio, mentre i farmaci antiepilettici sono generalmente considerati di seconda scelta. Nel caso della comorbidità con SM, quest'ordine è spesso invertito, da un lato per la possibile insorgenza di effetti collaterali di stampo neurologico che è tipica del litio, dall'altro per la possibilità di sfruttare contemporaneamente gli effetti stabilizzanti e miorilassanti che sono tipici degli antiepilettici. Un'altra funzione che risulta spesso particolarmente utile è quella relativa alla sedazione del dolore neuropatico, per cui molti antiepilettici si sono dimostrati particolarmente efficaci.

La carbamazepina, primo farmaco antiepilettico ad essere utilizzato anche come stabilizzante dell'umore, trova particolare indicazione in corso di SM nel caso di una comorbidità con la nevralgia del trigemino o altro dolore neuropatico [20, 21].

Il valproato ha dimostrato una buona efficacia sia nella gestione delle crisi maniacali [22], sia nella terapia del panico [23], ai dosaggi comunemente utilizzati per gli effetti antiepilettici.

Tra i nuovi antiepilettici utilizzati anche nel trattamento del disturbo bipolare i più utilizzati sono il gabapentin, che ha trovato ampio impiego per il trattamento della spasticità, del dolore neuropatico e del tremore [20, 24-28], la lamotrigina [29, 30] e recentemente il topiramato [31]. Tuttavia l'efficacia di questi farmaci sui disturbi dell'umore nei soggetti affetti da SM non è stata ancora dimostrata.

Benzodiazepine

Tra i farmaci di uso psichiatrico impiegati per sintomi specifici della SM come la spasticità e l'ipertono muscolare [32], le benzodiazepine (in particolare il diazepam) hanno trovato largo uso in passato. Pur dimostrandosi efficaci nella riduzione momentanea dei sintomi, non migliorano la funzionalità del paziente, e sono associate ad effetti collaterali sgradevoli, per cui risulta preferibile l'utilizzo in tal senso degli antiepilettici [33, 34]. Le benzodiazepine mantengono un ruolo nel trattamento in acuto dell'ansia nel paziente con SM.

Antipsicotici

La psicosi è una complicazione piuttosto rara nella SM interessando meno del 5% dei casi. La terapia di questi quadri non si discosta da quella dei soggetti senza comorbidità neurologica e si basa essenzialmente sull'utilizzo di neurolettici atipici, quali la clozapina [35] e l'olanzapina [36]. Alcuni autori, sostenendo un'eziologia del quadro psicotico promossa da demielinizzazione acuta ne sostengono il trattamento con corticosteroidi, ma tale opzione è al momento controversa [37]. In particolare l'utilizzo degli antipsicotici tipici andrebbe scoraggiato, considerato l'elevata frequenza di effetti collaterali attivi sul sistema extrapiramidale e sul sistema muscoloscheletrico (distonia, parkinsonismo), effetti che potrebbero complicare la presenza di un quadro motorio già compromesso dalla SM.

Gli antipsicotici atipici, in particolare la clozapina, appaiono in questo senso più maneggevoli.

Sintomi psichici iatrogeni in corso di sclerosi multipla

Oltre alla comorbidità psichiatrica, alcuni sintomi psichici nei pazienti affetti da SM possono essere indotti dal trattamento farmacologico di base.

Le patologie psichiatriche di più frequente riscontro sono la depressione dell'umore e la mania. Più raramente sono riportati casi di psicosi.

La depressione è molto frequente in corso di terapia con interferone [38-41]; tale complicazione ostacola la prosecuzione e la validità del trattamento [42, 43] e sembra aumentare il rischio di suicidio [3]. In corso di terapia con interferone appare utile monitorare adeguatamente il tono dell'umore e istruire il paziente al riconoscimento dei primi sintomi di depressione, al fine di iniziare tempestivamente un'idonea terapia antidepressiva. Gli ADT si sono dimostrati efficaci nel trattare la depressione e nel migliorare l'aderenza al trattamento [47].

L'euforia patologica, fino alla mania con sintomi psicotici, sono sintomi frequentemente indotti dal trattamento con corticosteroidi o corticotropine. I casi di mania indotta da corticosteroidi sembrano essere più frequenti in pazienti con anamnesi positiva per depressione o ciclotimia [44]. A questo proposito bisogna comunque sottolineare che i pazienti con SM, a prescindere dai trattamenti con cortisonici, dimostrano una comorbidità per disturbo bipolare e secondariamente per suicidio nettamente superiore alla popolazione generale [45] e che spesso i sintomi maniacali compaiono ex novo come primo segno della SM in pazienti con anamnesi psichiatrica negativa [46], dimostrando quindi una particolare suscettibilità ai sintomi maniacali.

Nella prevenzione della mania iatrogena risulta pertanto di primaria importanza individuare in anamnesi episodi suggestivi di oscillazioni del tono dell'umore e riconoscere e trattare i primi sintomi di mania; a questo proposito si sono ottenuti risultati soddisfacenti attraverso il trattamento preventivo dei soggetti a rischio con farmaci stabilizzanti dell'umore [32, 47, 48].

Infine la comparsa di sintomi psicotici può essere favorita dall'impiego di dosi elevate di cortisonici [49]; la profilassi con clorpromazina sembra ridurre la comparsa di sintomi [50], così come quella con litio [48].

Psicoterapia

Nella terapia della SM sono stati utilizzati numerosi approcci, di tipo psicologico e psicoterapico; alcuni studi hanno inoltre valutato l'efficacia di terapie "non convenzionali", quali la musicoterapia [51-53], l'ipnosi [54, 55] e l'aromaterapia [56], impiegate allo scopo di migliorare il benessere e la qualità della vita di pazienti solitamente di giovane età e con decorsi intermittenti remittenti, sia dal punto di vista dei sintomi fisici (dolore, fatica, spasticità), sia per migliorare i sintomi depressivi. La maggior parte degli studi presenti in letteratura è concorde nel sottolineare gli effetti benefici di una terapia integrata, in cui l'utilizzo della psicoterapia abbia come finalità:

- Il trattamento dei sintomi depressivi
- La promozione di una maggiore aderenza ai trattamenti per la SM
- La riduzione dei sintomi somatici in corso di SM (dolore, fatica, etc.)
- La prevenzione delle ricadute depressive

- Il raggiungimento di un maggior benessere bio-psico-sociale in termini di migliori relazioni con i familiari e le figure sanitarie.

In particolare il *counseling* psicoterapico, solitamente di gruppo o di coppia, viene impiegato come sostegno alle famiglie, alle coppie, e per contrastare effetti diretti della SM quali ad esempio l'impotenza [57, 58].

Gli studi presenti in letteratura hanno preso in considerazione vari tipi di terapie psicologiche, dai semplici gruppi di sostegno condotti da un educatore, ai gruppi di auto-aiuto con supporto psicologico, alle psicoterapie più strutturate, da quella ad impostazione psicodinamica, alla terapia cognitivo-comportamentale. L'efficacia dei singoli interventi risulta controversa, in parte per il piccolo numero di pazienti coinvolti nei singoli studi, per la relativa disomogeneità dei campioni studiati e per la valutazione di pazienti in fasi diverse di malattia, anche se la maggior parte degli studi clinici e delle *reviews* è concorde nel sottolineare l'effetto positivo della psicoterapia nella gestione dei sintomi depressivi e dei sintomi fisici in corso di SM. Ad esempio, uno studio condotto su un piccolo numero di pazienti che presentavano deficit cognitivi e sintomatologia depressiva ha sottolineato la superiorità della psicoterapia cognitiva, rispetto ad altre forme di psicoterapia o di auto-aiuto, nella riduzione dei sintomi depressivi, nonostante la permanenza dei deficit cognitivi [59].

Appare opportuno evidenziare come la farmacoterapia psichiatrica nei pazienti affetti da SM risulti potenziata dall'associazione con la psicoterapia, specialmente nel trattamento degli episodi depressivi [60-62]. Si sono infatti dimostrate efficaci in tal senso sia la psicoterapia cognitivo comportamentale [63], sia la psicoterapia di gruppo [61, 64, 65], mentre invece il semplice sostegno psicologico dei pazienti con gruppi di auto-aiuto, non appare determinare risultati significativi nel lungo termine rispetto al trattamento della sintomatologia depressiva con la sola farmacoterapia, pur rappresentando un valido sostegno alla terapia medica della SM, in termini di maggior aderenza al trattamento e riduzione dei sintomi fisici [13].

Bibliografia

1. Patten SB, Metz LM (1997) Depression in multiple sclerosis. Psychother Psychosom 66:286-292
2. Avasarala JR, Cross AH, Trinkaus K (2003) Comparative assessment of Yale Single Question and Beck Depression Inventory Scale in screening for depression in multiple sclerosis. Mult Scler 9:307-310
3. Feinstein A, O'Connor P, Feinstein K (2002) Multiple sclerosis, interferon beta-1b and depression A prospective investigation. J Neurol 249:815-820
4. Scott TF, Allen D, Price TR et al (1996) Characterization of major depression symptoms in multiple sclerosis patients. J Neuropsychiatry Clin Neurosci 8:318-323

5. Diaz-Olavarrieta C, Cummings JL, Velazquez J et al (1999) Neuropsychiatric manifestations of multiple sclerosis. J Neuropsychiatry Clin Neurosci 11:51-57
6. Mohr DC, Hart SL, Goldberg A (2003) Effects of treatment for depression on fatigue in multiple sclerosis. Psychosom Med 65:542-547
7. Mohr DC, Goodkin DE, Likosky W et al (1997) Treatment of depression improves adherence to interferon beta-1b therapy for multiple sclerosis. Arch Neurol 54:531-533
8. Landoni MG, Giordano MT, Guidetti GP (2000) Group psychotherapy experiences for people with multiple sclerosis and psychological support for families. J Neurovirol 6[Suppl 2]:S168-S171
9. Schiffer RB, Wineman NM (1990) Antidepressant pharmacotherapy of depression associated with multiple sclerosis. Am J Psychiatry 147:1493-1497
10. Gill D, Hatcher S (2000) Antidepressants for depression in medical illness. Cochrane. Database. Syst Rev CD001312
11. Pariante CM, Orru MG, Carpiniello B et al (1995) Multiple sclerosis and major depression resistant to treatment. Case of a patient with antidepressive therapy-induced mood disorder, associated with manic features. Clin Ter 146: 449-452
12. Scott TF, Nussbaum P, McConnell H et al (1995) Measurement of treatment response to sertraline in depressed multiple sclerosis patients using the Carroll scale. Neurol Res 17:421-422
13. Mohr DC, Boudewyn AC, Goodkin DE et al (2001) Comparative outcomes for individual cognitive-behavior therapy, supportive-expressive group psychotherapy, and sertraline for the treatment of depression in multiple sclerosis. J Consult Clin Psychol 69:942-949
14. Strohle A, Kumpfel T, Sonntag A (2000) Paroxetine for depersonalization associated with multiple sclerosis. Am J Psychiatry 157:150
15. Iannaccone S, Ferini-Strambi L (1996) Pharmacologic treatment of emotional lability. Clin Neuropharmacol 19: 532-535
16. Dark FL, McGrath JJ, Ron MA (1996) Pathological laughing and crying. Aust N Z J Psychiatry 30:472-479
17. Barak Y, Ur E, Achiron A (1999) Moclobemide treatment in multiple sclerosis patients with comorbid depression: an open-label safety trial. J Neuropsychiatry Clin Neurosci 11:271-273
18. Then BF, Kumpfel T, Grasser A et al (2001) Combined treatment with corticosteroids and moclobemide favors normalization of hypothalamo-pituitary-adrenal axis dysregulation in relapsing-remitting multiple sclerosis: a randomized, double blind trial. J Clin Endocrinol Metab 86: 1610-1615
19. Bottiglieri T, Hyland K, Reynolds EH (1994) The clinical potential of ademetionine (S-adenosylmethionine) in neurological disorders. Drugs 48:137-152
20. Solaro C, Messmer UM, Uccelli A et al (2000) Low-dose gabapentin combined with either lamotrigine or carbamazepine can be useful therapies for trigeminal neuralgia in multiple sclerosis. Eur Neurol 44:45-48
21. Minagar A, Sheremata WA (2000) Glossopharyngeal neuralgia and MS. Neurology 54:1368-1370
22. Stip E, Daoust L (1995) Valproate in the treatment of mood disorder due to multiple sclerosis. Can J Psychiatry 40:219-220
23. Marazziti D, Cassano GB (1996) Valproic acid for panic disorder associated with multiple sclerosis. Am J Psychiatry 153:842-843
24. Dunevsky A, Perel AB (1998) Gabapentin for relief of spasticity associated with multiple sclerosis. Am J Phys Med Rehabil 77: 451-454

25. Khan OA (1998) Gabapentin relieves trigeminal neuralgia in multiple sclerosis patients. Neurology 51:611-614
26. Houtchens MK, Richert JR, Sami A et al (1997) Open label gabapentin treatment for pain in multiple sclerosis. Mult Scler 3:250-253
27. Lopez DV, Santos S (2003) Gabapentin in the treatment of tremor. Rev Neurol 36:322-326
28. Cutter NC, Scott DD, Johnson JC et al (2000) Gabapentin effect on spasticity in multiple sclerosis: a placebo-controlled, randomized trial. Arch Phys Med Rehabil 81:164-169
29. McCleane G (1998) Lamotrigine can reduce neurogenic pain associated with multiple sclerosis. Clin J Pain 14:269-270
30. Finnerup NB, Gottrup H, Jensen TS (2002) Anticonvulsants in central pain. Expert Opin Pharmacother 3:1411-1420
31. Zvartau-Hind M, Din MU, Gilani A et al (2000) Topiramate relieves refractory trigeminal neuralgia in MS patients. Neurology 55:1587-1588
32. Smith PF, Darlington CL (1999) Recent developments in drug therapy for multiple sclerosis. Mult Scler 5:110-120
33. Schapiro RT (2001) Management of spasticity, pain, and paroxysmal phenomena in multiple sclerosis. Curr. Neurol. Neurosci. Rep. 1:299-302
34. Paisley S, Beard S, Hunn A et al (2002) Clinical effectiveness of oral treatments for spasticity in multiple sclerosis: a systematic review. Mult Scler 8:319-329
35. Chong SA, Ko SM (1997) Clozapine treatment of psychosis associated with multiple sclerosis. Can J Psychiatry 42:90-91
36. Heckers S, Anick D, Boverman JF et al (1998) Priapism following olanzapine administration in a patient with multiple sclerosis. Psychosomatics 39:288-290
37. Iniguez C, Campos R, Larrode P et al (2000) Steroid treatment of acute psychosis associated with multiple sclerosis. Rev Neurol 31:841-844
38. Pandya R, Patten S (2002) Depression in multiple sclerosis associated with interferon beta-1a (Rebif). Can J Psychiatry 47:686
39. Mohr DC, Goodkin DE, Islar J et al (2001) Treatment of depression is associated with suppression of nonspecific and antigen-specific T(H)1 responses in multiple sclerosis. Arch Neurol 58:1081-1086
40. Goeb JL, Cailleau A, Laine P et al (2003) Acute delirium, delusion, and depression during IFN-beta-1a therapy for multiple sclerosis: a case report. Clin Neuropharmacol 26:5-7
41. Walther EU, Hohlfeld R (1999) Multiple sclerosis: side effects of interferon beta therapy and their management. Neurology 53:1622-1627
42. Mohr DC, Likosky W, Boudewyn AC et al (1998) Side effect profile and adherence to in the treatment of multiple sclerosis with interferon beta-1a. Mult Scler 4:487-489
43. Neilley LK, Goodin DS, Goodkin DE et al (1996) Side effect profile of interferon beta-1b in MS: results of an open label trial. Neurology 46:552-554
44. Minden SL, Orav J, Schildkraut JJ (1988) Hypomanic reactions to ACTH and prednisone treatment for multiple sclerosis. Neurology 38:1631-1634
45. Fisk JD, Morehouse SA, Brown MG et al (1998) Hospital-based psychiatric service utilization and morbidity in multiple sclerosis. Can J Neurol Sci 25:230-235
46. Mendez MF (2000) Mania in neurologic disorders. Curr Psychiatry Rep 2:440-445
47. Kemp K, Lion JR, Magram G (1977) Lithium in the treatment of a manic patient with multiple sclerosis: a case report. Dis Nerv Syst 38:210-211
48. Falk WE, Mahnke MW, Poskanzer DC (1979) Lithium prophylaxis of corticotropin-induced psychosis. JAMA 241:1011-1012

49. Sechi GP, Piras MR, Demurtas A et al (1987) Dexamethasone-induced schizoaffective-like state in multiple sclerosis: prophylaxis and treatment with carbamazepine. Clin Neuropharmacol 10: 453-457
50. Bloch M, Gur E, Shalev A (1994) Chlorpromazine prophylaxis of steroid-induced psychosis. Gen Hosp Psychiatry 16:42-44
51. Lengdobler H, Kiessling WR (1989) Group music therapy in multiple sclerosis: initial report of experience. Psychother Psychosom Med Psychol 39:369-373
52. Magee WL, Davidson JW (2002) The effect of music therapy on mood states in neurological patients: a pilot study. J Music Ther 39:20-29
53. Wiens ME, Reimer MA, Guyn HL (1999) Music therapy as a treatment method for improving respiratory muscle strength in patients with advanced multiple sclerosis: a pilot study. Rehabil Nurs 24:74-80
54. Dane JR (1996) Hypnosis for pain and neuromuscular rehabilitation with multiple sclerosis: case summary, literature review, and analysis of outcomes. Int J Clin Exp Hypn 44:208-231
55. Sutcher H (1997) Hypnosis as adjunctive therapy for multiple sclerosis: a progress report. Am J Clin Hypn 39:283-290
56. Howarth AL (2002) Will aromatherapy be a useful treatment strategy for people with multiple sclerosis who experience pain? Complement Ther Nurs Midwifery 8:138-141
57. Nehra A, Moreland RB (2001) Neurologic erectile dysfunction. Urol Clin North Am 28:289-308
58. Foley FW, LaRocca NG, Sanders AS et al (2001) Rehabilitation of intimacy and sexual dysfunction in couples with multiple sclerosis. Mult Scler 7:417-421
59. Jonsson A, Korfitzen EM, Heltberg A et al (1993) Effects of neuropsychological treatment in patients with multiple sclerosis. Acta Neurol Scand 88:394-400
60. Crawford JD, McIvor GP (1985) Group psychotherapy: benefits in multiple sclerosis. Arch Phys Med Rehabil 66:810-813
61. Larcombe NA, Wilson PH (1984) An evaluation of cognitive-behaviour therapy for depression in patients with multiple sclerosis. Br J Psychiatry 145:366-371
62. Schiffer RB (1987) The spectrum of depression in multiple sclerosis. An approach for clinical management. Arch Neurol 44:596-599
63. Rodgers D, Khoo K, MacEachen M et al (1996) Cognitive therapy for multiple sclerosis: a preliminary study. Altern Ther Health Med 2:70-74
64. Tesar N, Baumhackl U, Kopp M et al (2003) Effects of psychological group therapy in patients with multiple sclerosis. Acta Neurol Scand 107:394-399
65. Langenmayr A, Schottes N (2000) Psychotherapy with multiple-sclerosis patients. Psychol Rep 86:495-508

Indice analitico

Antipsicotici 86

Benzodiazepine 86

Caregivers 78
Coping
   definizione 69
   strategie nella SM 74
   valutazione 71
Corticosteroidi 41, 87

Depressione
   criteri diagnostici 22
   eziologia 23
   prevalenza 22
   storia naturale 29
   trattamento 82, 83
Disturbi bipolari
   criteri diagnostici 38
   eziologia 41
   prevalenza 40
   trattamento 82, 83
Disturbi di personalità 6
Disturbi somatoformi
   definizione 61
   trattamento 66
Disturbo di conversione 64
Disturbo di somatizzazione 62
Disturbo fittizio 65

Eziologia
   dei disturbi bipolari 41
   dei disturbi psichiatrici 7
   della depressione 23
   della psicosi 48
   del riso e pianto spastico 52

Farmaci antidepressivi
   altri 85
   inibitori selettivi della ricaptazione della serotonina 84
   triciclici 83
Farmaci stabilizzanti dell'umore 85

Interferone 27, 87

Psicosi
   criteri diagnostici 45
   eziologia 48
   quadro clinico 46
   trattamento 82, 86
Psicoterapia 87

Riso e pianto spastico
   criteri diagnostici 51
   eziologia 52
   prevalenza 54
   trattamento 56, 82

Stress 72
Suicidio 6, 30

MIX
Papier aus verantwortungsvollen Quellen
Paper from responsible sources
FSC® C105338

If you have any concerns about our products,
you can contact us on
ProductSafety@springernature.com

In case Publisher is established outside the EU,
the EU authorized representative is:
**Springer Nature Customer Service Center GmbH
Europaplatz 3, 69115 Heidelberg, Germany**

Printed by Libri Plureos GmbH
in Hamburg, Germany